リスペリドンを使いこなす

上　田　　均
盛岡市立病院
精神科

酒　井　明　夫
岩手医科大学
神経精神科

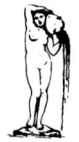

星　和　書　店

Seiwa Shoten Publishers

2-5 Kamitakaido 1-Chome
Suginamiku Tokyo 168-0074, Japan

はじめに

　Risperidone は1994年にアメリカで発売され，2年後の1996年には日本でも発売された。アメリカでは1988年の clozapine の復活以来，risperidone, olanzapine, quetiapine などの新規抗精神病薬（新規薬）の市場シェアが増加し，1998年3月には新規薬と従来型抗精神病薬（従来薬）の処方箋枚数での市場シェアが逆転している。さらに2000年3月には新規の処方箋枚数において，従来薬全体よりも risperidone の市場シェアが上回るようになった。アメリカでは，risperidone はこれら新規薬の重要な一員としての地位をすでに確保し，精神医学的薬物療法の第一線に立っているわけである。

　それに比べて日本では，risperidone 発売後すでに8年が経過しようとしているが，売上高では2000年1月に第1位となったものの，処方箋枚数での市場シェアではまだまだ chlorpromazine, haloperidol などの従来薬が優勢であるようだ。こうした低迷は，その後相次いで発売された他の新規薬についても，ほぼ同様なことが言えそうである。Risperidone などの新規薬の普及が今ひとつである要因は何だろうか。これから処方箋を書こうとする精神科医の胸の内を少し想像してみると，いくつかの可能性が浮かび上がる。

　1）薬物療法の現状には満足しているので，別に新たな薬剤を加える必要性を感じない。

　2）Risperidone を使ってみたが，効かなかった/悪化した/副作用が出現したのでやめた。

　3）Risperidone が良いのはわかってはいるが，使い方（特に切り替え

方）がわからない。

4）Risperidone を使ってはいるが，単独投与ではなく上乗せ投与がほとんどであるため，その利点が良くわからない。

5）1st line で用いるほど risperidone に対する信頼がない。

勝手に想像して，しかもそれに基づいて話を進めていくという暴挙を許していただければ，これらの理由はいずれも，risperidone を「よく知る」ことによって撤回されるようなものである。臨床医にとって大事なことの1つは，治療面での進歩をいち早く自分の診療に取り入れることである。この基本に立ち返ってみれば，もし risperidone に従来薬にはなかったような利点があるなら，それをまず認識して入院・外来患者に還元することこそ精神科医の務めということになるだろう。

実際に risperidone には優れた点が多い。確かに，「抗コリン作用を欠くこと」や，「5-HT_{2A} 受容体に対する強い阻害作用があること」，「$α_1$ に対する親和性が高いこと」などに起因する特有のクセのようなものが risperidone にはある。しかし，risperidone には陰性症状・認知機能障害・抑うつ症状に対する効果があり，錐体外路症状を中心とした副作用が少なく，患者の社会復帰を促進し，QOL（Quality of Life）を向上させるという大きな利点がある。

アメリカの精神医療が日本のそれより優れていると言うつもりはさらさらないが，アメリカには FDA（Food and Drug Administration）という世界一厳しい新薬の承認システムがあり，そのシステムのもとで，新薬の承認には日本以上に綿密な吟味が行われていると聞く。それにもかかわらず，精神医学的薬物療法の分野だけに限っても，新しい薬物の種類は多く，日本におけるより臨床上の使用経験も長い。さらに，薬の使い方でも，日本ではまだまだ個人的・経験主義的傾向が強いのに対して，アメリカのそれは合理的・系統的であると言われている。そのアメリカでこれほど使われている新規薬を，あまり使ったこともないし，使い方もわからないでは，臨床医として恥ずかしいし（少なくとも内科や外科などの身体科

では考えられないことだろう），患者に対しても不誠実ということにもなりかねない。これからわれわれが試みたいのは，こうした，いわば「食わず嫌い」をなんとか解消していくことである。

　問題は，臨床経験も浅く，薬物療法の研究歴も乏しいわれわれが，こうした試みに手を染める資格があるかどうかである。こう言っておきながらこの本のタイトルはいやに偉そうではないかというお叱りの言葉も聞こえてきそうである。実際，今回われわれに，risperidoneの使用経験をまとめるように依頼があった時には，いったんは荷が重すぎるためお断りしようと考えた。しかし，自分の臨床や薬物療法に対する考え方が，世の中の趨勢とおそろしく見当違いなものであったら，それを見直す良い機会でもあろうし，世の中の薬物療法の規範とはなるべくもないが，批判を受けるたたき台を用意する立場としてならば，何らかのお役に立つこともあるかもしれないと思って引き受けることにした。実情はこのようなものであるが，積極的な動機や理由がまったくないわけではない。恥ずかしながらそれらを挙げてみる。

　1）Risperidoneが好きで自分でも多く使っている方だと思う。

　2）自分では普通の臨床医と思っている。年齢的にもまだ，新しいことを取り入れる気持ちを持っている。つまり，間違ったことを言う可能性はあるが，実際の経験に根ざしているので，他の多くの臨床医の共感を得やすいかもしれないし，逆に批判も受けやすいかもしれないが，ともかく前向きな批判は互いの進歩につながる。

　3）薬物療法の目標は，なるべく少ない量・種類で維持することだと考えている。しかし，実際の臨床はそうそうきれい事ばかりでは成立しないとも考えている。つまり，この際risperidoneを通して薬物療法の機微を探りたい。

　4）また，精神障害の治療に薬物療法は重要だが，薬物療法だけでは完結しないと考えており，それがどのように臨床で問題になるのかを見極めたい。

5）症例のほとんどがわれわれの経験した枠内なので，症例数が少なすぎたり，偏りがあったり，診断が間違っている可能性もあるが，そうした狭い範囲の経験であるからこそ，全体を詳細に知り得るし，全体を俯瞰もできる可能性がある。

　具体的な方策も実はいくつか考えている。
　1）症例をなるべく多く紹介する。
　2）うまくいかなかった例，失敗例も紹介する。
　3）できれば，成書や雑誌，journal で言われている risperidone の特徴と，実際の臨床の現場との橋渡しを試みる。
　4）実際の臨床に役立つような内容を心がける。何度も言うように「Risperidone を使いこなす」とはまったくおこがましいが，それは読者諸兄も含めたわれわれの共通目標と理解していただければ幸いである。われわれの実際の使用経験を通して，良好な成績をあげるために必要な要素を選び出していくことで，1人でも多くの精神科医が「risperidone を使いこなして」，1人でも多くの患者が risperidone の恩恵を受けられるようになれば，われわれの意図は達成されたことになる。
　本書は元々，「Risperidone を使いこなす」シリーズとして，2001年7月から計8回にわたって「臨床精神薬理」誌に連載された。執筆中，2001年2月には perospirone，quetiapine が，2001年6月には olanzapine が発売され，わが国で使用可能な新規薬は合計4剤になった。したがって，本書では risperidone 以外の3剤についても，第2章　急性期における使い分け，第4章　新規薬への切り替え（スイッチング）とコンプライアンスの向上，第7章　統合失調症に対する薬物療法の現状—総合病院での経験から—の各章で言及した。

目　次

はじめに ……………………………………………………………………… iii

第1章　Risperidone を急性期に用いる ……………………………… 1
Ⅰ．急性期症例の検討 ……………………………………………………… 1
　　1．初回エピソード ……………………………………………………… 2
　　2．再発症例 ……………………………………………………………… 7
Ⅱ．統合失調症急性期治療における risperidone の位置づけ ………… 13
　　1．急性期で risperidone が効いてくる目安は？ …………………… 13
　　2．急性期の副作用は？ ………………………………………………… 14
　　3．急性期における適応・不適応は？ ………………………………… 14
　　4．Risperidone をどうやって増量していくか？
　　　　どのくらいの期間様子をみるか？ ………………………………… 15
　　5．最初から抗コリン薬を併用しない方が良いか？ ………………… 15
　　6．精神運動興奮が強い症例でも，risperidone を使用できるか？ … 16
　　7．敵意・興奮に対する改善作用は？ ………………………………… 17
　　8．Risperidone は改良型 haloperidol か？ ………………………… 17
Ⅲ．Risperidone を急性期に使用するメリットは？ …………………… 18
Ⅳ．Risperidone を急性期に使用する――要約 ………………………… 19

第2章　急性期における使い分け ……………………………………… 23
Ⅰ．従来薬と新規薬の比較 ………………………………………………… 23
　　1．作用機序 ……………………………………………………………… 23
　　2．抗幻覚・妄想作用 …………………………………………………… 24
　　3．鎮静効果 ……………………………………………………………… 24
　　4．陰性症状・再発・認知機能障害・抑うつに対する効果 ………… 24
　　5．副作用 ………………………………………………………………… 25
　　6．その他 ………………………………………………………………… 26
Ⅱ．新規薬による急性期治療 ……………………………………………… 27
　　1．盛岡市立病院における急性期入院治療についての調査 ………… 27
　　2．急性期における新規薬の問題点と対策 …………………………… 31
Ⅲ．これからの統合失調症急性期治療 …………………………………… 34
　　1．従来薬によるこれまでの処方行動 ………………………………… 35

2．これからの統合失調症急性期治療 ……………………………………… 35
　Ⅳ．急性期における使い分け——要約 …………………………………………… 37

第3章　従来薬から risperidone への切り替え ……………………………… 41
　Ⅰ．Risperidone への切り替えによって何がもたらされるか？ ……………… 41
　　1．副作用の改善 ……………………………………………………………… 41
　　2．投与量を減らせば副作用は減少するとしても，再発する危険性も
　　　　増すのだろうか？——副作用，コンプライアンス，再発，
　　　　病名告知の問題 …………………………………………………………… 50
　　3．陰性症状・認知機能障害の改善 ………………………………………… 55
　　4．抑うつの改善 ……………………………………………………………… 60
　　5．難治症例に対する効果 …………………………………………………… 64
　Ⅱ．Risperidone に切り替えることによって投与回数や併用薬を
　　減らすことができるだろうか？ …………………………………………… 68
　Ⅲ．どういうときに切り替えを考えるべきか？ ………………………………… 70
　　1．錐体外路症状を中心とした副作用が問題になっている場合 ………… 71
　　2．陰性症状・認知機能障害・抑うつなど，従来薬があまり有効でない
　　　　精神症状がある場合 ……………………………………………………… 74
　　3．難治性（陽性）症状が問題になっている場合 ………………………… 76
　　4．コンプライアンスを向上させたい場合 ………………………………… 80
　　5．患者や家族が切り替えを強く希望している場合 ……………………… 84
　　6．再発予防・外来維持効果を高めたい場合 ……………………………… 87
　Ⅳ．切り替え上の実際の問題点 …………………………………………………… 90
　　1．切り替えの際に注意すべき精神症状と切り替え前に患者に
　　　　説明すべき事柄 …………………………………………………………… 91
　　2．実際の切り替え方法 ……………………………………………………… 93
　　3．「切り替えない方が良い」もしくは「切り替えを慎重に行った方が
　　　　良い」場合 ………………………………………………………………… 97
　　4．切り替えによって精神症状が悪化したらどうするか？ ……………… 106
　　5．めざめ現象（awakenings）・抗コリン性離脱症状を
　　　　どう考えるか？ …………………………………………………………… 108
　　6．長期入院中の患者に切り替えを行う場合，スタッフ教育を
　　　　どうするか？ ……………………………………………………………… 109
　Ⅴ．従来薬から risperidone への切り替え——要約 ………………………… 111

第4章　新規薬への切り替え（スイッチング）とコンプライアンスの向上 … 117
　Ⅰ．コンプライアンスに関係する因子とその対策 ……………………………… 118
　　1．薬物の要因 ………………………………………………………………… 118
　　2．精神症状の要因 …………………………………………………………… 122

3．患者側の要因 …………………………………………………………… 122
　　　4．治療者側の要因 ………………………………………………………… 123
　　　5．経済的要因 ……………………………………………………………… 124
　　　6．その他の要因（通院期間・入院回数）……………………………… 124
　Ⅱ．盛岡市立病院精神科外来におけるコンプライアンス研究 ……………… 124
　　　1．対象 ……………………………………………………………………… 125
　　　2．方法 ……………………………………………………………………… 125
　　　3．結果 ……………………………………………………………………… 127
　　　4．考察 ……………………………………………………………………… 129
　Ⅲ．新規薬への切り替えとコンプライアンスの向上——要約 ……………… 130

第5章　高齢者を中心としたrisperidoneの適応外処方 …………………… 133
　Ⅰ．高齢者に対する効果 ………………………………………………………… 134
　　　1．せん妄に対する効果 …………………………………………………… 134
　　　2．痴呆に伴う問題行動に対する効果 …………………………………… 136
　　　3．高齢発症の幻覚妄想状態に対する効果 ……………………………… 138
　　　4．若年発症の高齢統合失調症に対する効果 …………………………… 142
　Ⅱ．気分障害に対する効果 ……………………………………………………… 146
　　　1．躁状態に対する効果 …………………………………………………… 146
　　　2．妄想を伴ううつ病に対する効果 ……………………………………… 149
　Ⅲ．Risperidoneのその他の適応外処方 ……………………………………… 151

第6章　Risperidoneの副作用への対処と至適用量 ……………………… 157
　Ⅰ．Risperidoneの副作用への対処 …………………………………………… 157
　　　1．無月経・乳汁分泌，体重増加 ………………………………………… 157
　　　2．錐体外路症状 …………………………………………………………… 168
　　　3．起立性低血圧 …………………………………………………………… 171
　Ⅱ．Risperidoneの至適用量 …………………………………………………… 172
　Ⅲ．Risperidoneを使うようになって見えてきたこと ……………………… 180

第7章　統合失調症に対する薬物療法の現状——総合病院での経験から—— … 183
　Ⅰ．盛岡市立病院（当院）の統合失調症患者の特徴 ………………………… 184
　Ⅱ．症　例 ………………………………………………………………………… 184
　　　1．急性期 …………………………………………………………………… 184
　　　2．慢性期・維持療法期 …………………………………………………… 190
　　　3．身体合併症 ……………………………………………………………… 193
　Ⅲ．盛岡市立病院精神科外来における統合失調症薬物療法に関する調査 … 195
　　　1．対象 ……………………………………………………………………… 196
　　　2．方法 ……………………………………………………………………… 196

　　　　3．結果 ……………………………………………………………………… 199
　　　　4．調査結果の要約 …………………………………………………………… 200
　　Ⅳ．統合失調症に対する薬物療法の現状—要約 ………………………………… 201
おわりに ……………………………………………………………………………… 203

索　　引 ……………………………………………………………………………… 204

第1章

Risperidone を急性期に用いる

　統合失調症急性期には薬物療法が大きな役割を担っており，急性期を速く確実に乗り切ることは，すべての精神科医にとっての重要な課題である。しかし，統合失調症の薬物療法は急性期だけで完結するものではなく，むしろその後の長期間にわたる維持療法期において患者のQOLを向上させたり，再発を防止することこそがさらに重要な課題となってくる。

　Risperidoneは急性期に使用可能だろうか？　使用可能だとしたら，どういう使い方が望ましいのだろうか？　本章ではこういった問題点について検討したい。

I．急性期症例の検討

　少し前置きが長くなってしまったが，そろそろ本題に入りたい。Risperidoneは発売当初，「clozapine-likeな薬であり，陰性症状に効果がある」というイメージでとらえられていた。そのイメージがあまりに強烈であったためか，急性期に用いると，かえって興奮や幻覚・妄想などの陽性症状が増悪する可能性があると考えている精神科医もいるのではないだろうか。そこまで極端ではないにしても，「陽性症状を長引かせる医者はヤブ医者」という病棟スタッフ共通のコンセンサスのため，従来薬とひと味もふた味も異なる作用プロフィールをもつrisperidoneを，急性期に1st lineで用いる精神科医は，この本の元になった連載が始まった頃はまだまだ少数派だった。われわれも当初はもっぱら，慢性期の統合失調症患者の

従来薬にrisperidoneを上乗せするという使い方をしていた。しかし，幻覚・妄想などの急性期症状にもrisperidoneは十分有効で，急性期から用いることで，その真価を発揮する維持療法にもっていきやすいことから，最近では急性期に第1選択で使っている。現在，risperidoneは，全国的にも急性期治療に用いる新規薬としての地位が確立されつつあるようだ。

本章では，いくつかの急性期症例を挙げながら，risperidoneは①急性期に使用できるか，②使用方法はどうするか，③使用する際の注意点は何か，④急性期に使用するメリットは何か，などの点について考えていきたい。

1．初回エピソード

統合失調症初回エピソードの薬物療法では，患者本人や家族の心理的・社会的苦痛を軽減するために，新規薬を用いて，できるだけ早期のうちに確実に精神病症状を改善することが求められる。

[症例1] 妄想知覚，関係妄想で発症した統合失調症初回エピソードの症例。外来でrisperidoneを6mgまで増量したところ，眠気や動作緩慢などの副作用が出現。減量により副作用が改善し，低用量で維持している症例。

23歳　男性　アルバイト

A市で出生。地元の高校卒業後，B県にある大学に入学した。4年次までは特にこれといった問題はなかったが，4年の秋にうまく単位がとれず留年しそうだという電話が実家にあった。幸い単位をとって卒業することができ，実家に戻ってアルバイトをしながら公務員試験の勉強をしていた。しかしその後しばらくして生活が不規則になり，昼夜逆転するようになり，空笑もみられるようになった。両親が不審に思って聞くと，「自分の顔の表情が笑っているようで気になる。大学の卒業式の日に，ある学生が自殺したということを耳にして，それが自分のせいと感じている。その学生とは面識がないが，一緒に頑張ろうというメッセージを自分に送って

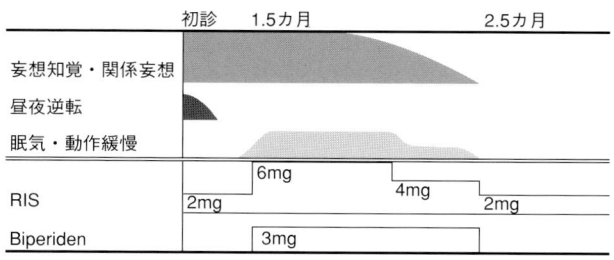

図1　症例1
RIS：risperidone

いたのに，無視したかたちになったのではないか」と言う。両親がそのことをいくら否定しても聞き入れないということで，X年8月父親と受診した。

　初診時，妄想知覚，関係妄想を認め，入院治療を勧めたが，本人，家族とも外来通院を希望したため，risperidone 2 mg で治療を開始した。投与1週間で昼夜逆転は改善したが，関係妄想が改善しないため，1.5ヵ月で6 mg まで増量（biperiden 3 mg 併用）したところ，眠気，動作緩慢などの副作用が出現したため，4 mg に減量した。2.5ヵ月目には，「その学生と自分は無関係だった」と，関係妄想の改善が認められた。現在は2 mg の就寝前投与で外来通院している（図1）。

［症例1の考察］

　妄想知覚，関係妄想が認められた統合失調症初回エピソード症例である。外来通院で治療したが，精神症状の改善に先立ってまず昼夜逆転が改善した。6 mg まで増量したこともあって抗コリン薬を併用したが，錐体外路症状，過鎮静などの副作用が出現した。こうした統合失調症初回エピソードで，外来で急性期治療を行う場合は，risperidone の用量は3～4 mg くらいまでを目安とした方が良いかもしれない。Risperidone の力価は haloperidol の約2倍と考えられている[13]ので，力価から考えても外来治療で6 mg というのは多すぎたのではなかったかと反省している。精神症状改善後は低用量の risperidone で維持している。

［症例2］強迫症状で発症した統合失調症初回エピソードと考えられた症例。強迫症状は fluvoxamine, clotiazepam で改善せず，統合失調症を疑い，risperidone を投与したところ，衝動行為が認められ入院した。Risperidone による治療に反応し，低用量で維持している症例。

<u>17歳　男性　高校3年生</u>

高2の初め頃から顔のニキビをひどく気にするようになった。その後次第に自分の髪の毛が薄くなったような気がしてきた。母親や友人が否定しても，そのことばかり考えてしまうようになった。イライラして髪の毛を自分でむしってしまうため，坊主頭にしてしまった。高2のときに友人から「髪が薄い」と言われたことがきっかけだと思っている。自分では「死にたい。学校に行けない」と思うほど深刻な問題と考えている。

以上のことでX年10月，母親とともに当院を受診した。強迫性障害と考え，fluvoxamine 50 mg, clotiazepam 10 mg を投与した。6日後再受診，さっぱり良くならずにイライラが増してきたということで，それぞれ75 mg, 15 mg に増量した。10日後に再受診したが，イライラはますますひどくなり，「このままでは友人と喧嘩をして傷つけてしまいそうだ」と切迫した硬い表情で言う。SSRI（Selective Serotonin Reuptake Inhibitor）が効かず，強迫観念に対する不合理感もないことから統合失調症を疑い，就寝前に risperidone 1 mg を追加投与した。その3日後，自宅2階から飛び降り，腰椎圧迫骨折し，救急病院に1日入院した後，当院に紹介された。飛び降りた理由は家を抜け出そうとしたのであり，死のうとしたわけではないと言うが，以前から「ビルから飛び降りる」という言動があるとの母親からの情報もあり，いずれにしても衝動性が高い状態で危険であるという判断から，精神科に入院させた。入院後，fluvoxamine, clotiazepam を中止し，risperidone を 2 mg に増量したところ，「髪の毛が気になるのはふっきれた」と表情も柔和になり，衝動行為もなく見違えるように改善した。しかし，閉鎖病棟にどうしても馴染めず，約3週間で退院となった。退院後は腰椎圧迫骨折も順調に軽快し，強迫症状や衝動行為の再燃

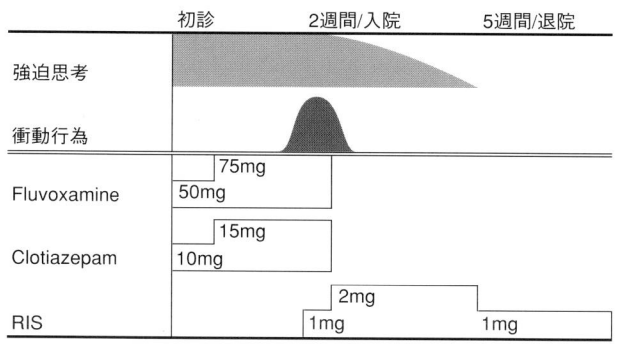

図2　症例2

もなく，現在 risperidone 1 mg で経過を観察している（図2）。

［症例2の考察］

　統合失調症初回エピソードと考えられた症例。強迫症状を主訴に来院したが，衝動性が高く，強迫観念に対する不合理感が薄いことから統合失調症を疑って治療した。初診時は表情も硬く，自殺企図ともとれる衝動行為により入院。衝動行為が risperidone 投与3日目に起こっていることから，一種の「めざめ現象（awakenings）」のような状態が起こった可能性も否定できない。しかし，精神症状は少量の risperidone によって見違えるように改善した。

［症例3］統合失調症初回エピソード。幻覚妄想状態で発症し入院。Risperidone が奏効して退院したが，軽躁状態となった。Risperidone を増量し，デポ剤を併用したところ，錐体外路症状が出現。現在は低用量の risperidone で維持している症例。

34歳　女性　店員

　家族歴として，母親が統合失調症で通院中である。地元の高校卒業後，事務員，店員として働いていた。25歳時に結婚，1児をもうけたが，29歳時離婚した。現在はコンビニに勤めながら，両親と暮らしている。X年9月中旬頃から，庭中を歩き回る鈴の音が聞こえ，障子がガタガタ揺れる感

じがするようになった。同時に「震えが足の方から上がってくる感じ」もし，「誰か（ある友人）に呪われている」ような気がして夜眠れなくなった。また，自分の行動が夢なのか現実なのかわからないような気もしてきた。

　4日後，両親に伴われて当院を受診した。Risperidone 1 mg，estazolam 2 mg を投与し，外来通院とした。9月下旬，通院時，やはり眠れない日が多く，夜中に家の中を懐中電灯を持って歩き回ることが多いということだった。初診時に尿糖（卌）であったため，血糖値を測定したところ，343 mg/dl であった。そのため，内科での糖尿病精査・加療もかねて，任意入院となった。入院中は risperidone 3 mg，estazolam 2 mg 投与で比較的速やかに落ち着き，入院1ヵ月で内科に転室したが，内科入院中は落ち着きなく，運動と称して絶えず病院内を歩き回り落ち着きがないということで，内科入院1週間で退院になってしまった。帰宅しても，絶えず落ちつきなく歩き回る，車で外出する，夜眠らないといった状態が続いた。退院1ヵ月後，risperidone を 4 mg に増量した。しかし，軽躁状態が続き，服薬も不規則で，内科や精神科の主治医に手作りのグリーティング・カードを持ってきたり，にこにこ笑いながら急に診察室を訪れるといったこともあり，退院後1.5ヵ月，fluphenazine decanoate 25 mg を使用した。

　これ以後は徐々に落ち着き，夜間も良眠し，服薬も規則的になってきた。退院2.5ヵ月後の受診時には，表情の硬さ，動作のぎこちなさ，集中力の低下が認められ，risperidone を 2 mg に減量した。さらにその後 risperidone を 1 mg に減量したところ，病前のように動作も機敏になり，集中力も戻ってきたという（図3）。

［症例3の考察］

　本例も統合失調症初回エピソードである。幻覚妄想状態で発症，糖尿病の治療のためもあり短期間入院し，risperidone 3 mg で軽快して退院となった。その後軽躁状態となったため risperidone を増量し，コンプライア

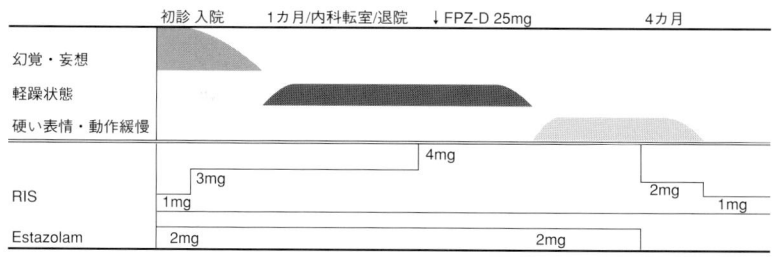

図3 症例3
FPZ-D : fluphenazine decanoate

ンス不良のためもあって，fluphenazine decanoate を併用することで軽躁状態は軽快した。しかし，今度は錐体外路症状，集中力の低下などの副作用が強くあらわれ，減量したところ，病前のように動作も機敏になり，集中力も戻ってきた。

　初回エピソードで患者が最初に服用する抗精神病薬は，疾患の予後だけでなく，その患者の人生の予後を決定する場合がある。治療初期から維持療法期における患者のQOLの向上や，長期予後についても視野に入れて，早期に安全で確実な改善効果を期待できる薬物療法を行う必要がある。以上のことから，risperidone は現時点における初回エピソード治療薬の第1選択薬と考えられる。

2．再発症例

　次に再発症例3例を提示して，risperidone を急性期に用いる際の増量方法，どの程度の期間様子をみるか，抗コリン薬との併用，精神運動興奮が強い患者に対する使用方法，敵意・興奮に対する改善作用，などを検討してみたい。

　[症例4] 多彩な陽性症状，精神運動興奮で再燃した症例。急性期の精神運動興奮に zotepine を併用したが，現在は低用量の risperidone で維持している症例。

20歳　女性　フリーター

　X－3年7月，17歳時，昏迷状態でA市内の某病院に入院したが，短期間で改善し約1ヵ月で退院後，B病院に通院していた。X－2年9月，X－1年12月の2回，いずれも失恋を契機として一過性の精神変調（被害的言動）が認められたが，いずれも約2週間程度で入院せずに軽快した。X年11月初旬から兄弟の勧めで整体治療に通い始めたが，整体師の指示で服薬を中断してしまった。またその整体師の勧めで，12月初旬，遠方のC県にある某医院で気功治療を受けたところ，錯乱状態となり，近くにある精神病院に入院した。5日後家族とともにA市に戻り，B病院を受診したが満床のため当院を紹介され医療保護入院となった。入院時，連合弛緩，思考途絶，反響動作・言語，精神運動興奮，対話性幻聴，妄想気分，憑依体験など多彩な精神症状が認められ，統合失調症緊張型と診断した。診療情報によると寛解時にはほとんど無症状になることから，服薬コンプライアンスを高める目的で，risperidone 3 mg, flunitrazepam 1 mgで治療を開始したが，多弁で言動や行動にまとまりがなく，人前で裸になる，ドアの開閉時に病棟外へ飛び出そうとするなどの落ち着かない状態が続いた。Risperidoneを6 mgまで増量し，さらにzotepine 150 mg, biperiden 3 mgを併用した頃から徐々に精神運動興奮は落ち着き，幻聴，憑依体験が消失し，外泊ができるまでに回復した。入院2ヵ月で退院となり，現在はrisperidone 3 mgで外来通院中であるが，1日12時間以上も眠り，昼夜逆転気味（覚醒時の活動性も低い）の生活を送っている（図4）。

［症例4の考察］

　急性増悪期に精神運動興奮・混乱などの症状が強く，risperidoneだけでは鎮静できずにzotepineを併用した。その後の寛解期は，前医の情報どおりほとんど症状が消失して，少量のrisperidone（3 mg）だけで維持している。こうした急性期に精神運動興奮が強い症例では，鎮静効果の強い低力価抗精神病薬を一時的に併用するのが良いようだ。この症例では，錐体外路症状の出現が少ないzotepineを使用したが，抗コリン作用が比較

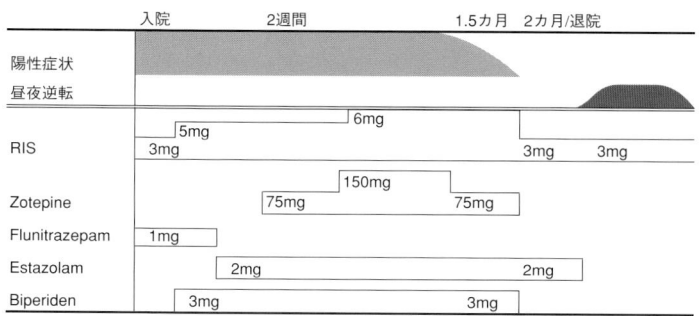

図4　症例4

的強いフェノチアジン系でも一時的な併用なら何ら問題はなく，むしろ錐体外路症状の発現を抑制する見地からは好ましいかもしれない．この患者は現在無症状に近いが，まだ就労はできないでいる．1日12時間以上眠り，昼夜逆転気味なのが気にかかるが，これは一種の陰性症状によるものなのか，risperidoneが睡眠に影響を与えているのかは不明である．

シリーズ連載当時（2001年8月）われわれは，本症例のような興奮の強い急性期症例に対して，risperidoneに鎮静効果の強い低力価抗精神病薬を併用していた．しかし，現在では後述する理由から，こうした併用は行っていない．

［症例5］幻覚・妄想状態で発症し6週間入院後，通院中断し4年間自宅に引きこもっていた．再入院時，拒否，自閉などの精神症状が重篤であったが，risperidoneが奏効し，低用量で維持している症例．

<u>51歳　女性　主婦</u>

中学校卒業後，地元の食堂でウェートレスとして1年間働いた後，他県でバスの車掌をしていた．22歳時帰郷して結婚したが，24歳時離婚（詳細不明）．その後，喫茶店のウェートレスとして働いていた．28歳時現夫と再婚，2女をもうけた．食料品店に勤めていたが，X－6年10月に「職場

の人間関係がうまくいかない」という理由で仕事を辞めて家に引きこもるようになった。X－5年2月頃より，連合弛緩，被害関係妄想が出現した。3月某日夕方家を出てから翌日朝6時まで行方不明になるというエピソードがあった。翌日姉とA病院を受診，考想察知，幻聴，滅裂が認められ任意入院となった。以上の幻覚妄想状態は入院後速やかに消失，6週間後に退院となったが，病識は不確実であったようだ。X－4年6月を最後に通院を中断。その後，家に引きこもり，部屋の中を真っ暗にして，買い物にも行かず，4年間ほとんど風呂にも入らず，髪も切らない生活が続いた。そのうち次第に物を投げたり，子供達を家から追い出すようになったが，夫が病院受診を勧めても頑として受け入れようとはしなかった。ある日急に自ら病院へ行くと言い出し，X年6月，夫，娘と当院を受診し任意入院となった。

　退院後の服薬コンプライアンス不良が予想されたため，risperidone 3 mg，biperiden 3 mgで治療開始。Risperidoneを6 mgまで増量したが，ひどい悪臭を放ち複雑にからまってほぐせない状態の毛髪の塊を切ることを拒否したり，看護師が他の患者に注射などの処置を行う際に，前に立ちはだかって抵抗を示すなど，強い拒否・拒絶，攻撃性，自閉が認められた。Risperidoneを9 mgまで増量したところ，今度は一旦口に含んだ薬を隠れてトイレで吐き出すといった拒薬がみられるようになった。そのため，haloperidol decanoate 50 mg 1 Aを筋注し，経口薬は散薬とした。7月，父親が亡くなり，葬儀のために外泊した際，ようやく髪を切ってきた。その後は拒絶，拒薬は少なくなっていったが，寡動，自閉，仮面様顔貌，動作の硬さなどの副作用と考えられる症状が目立つようになり，risperidoneを次第に減量していった。10月には前記の副作用の軽減を目的として，一時的にbiperidenを6 mgまで増量したが，仮面様顔貌は改善しなかったため，さらにrisperidoneを3 mgに減量した。この頃には拒否，自閉は改善したが，やはりパーキンソン症状は改善しなかった。12月には開放病棟に転室。その後，risperidone 1 mg就寝前1回投与とし

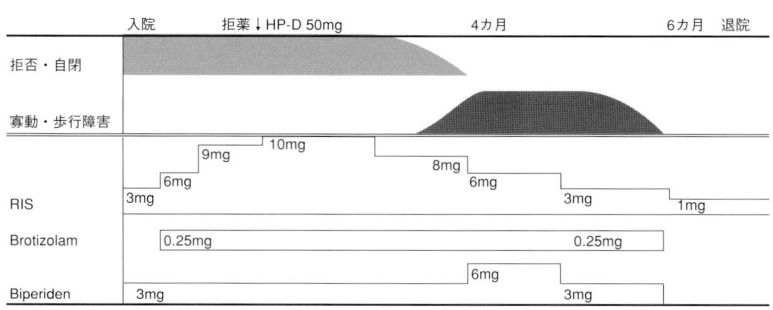

図5　症例5
HP-D : haloperidol decanoate

た。この頃から，ようやく表情がやわらかくなり，試験外泊では明るく普通の生活が送れ，買い物，家事も行うことができたという家人の評価も得られるようになり，入院約7ヵ月で退院となった（図5）。

［症例5の考察］

　幻覚妄想状態で発症し入院したが，比較的短期間で陽性症状が消失して退院となった。退院後は約1年間通院したが中断し，その後約4年間家に引きこもった。その間，ほとんど入浴もせず，洗髪もしなかった。自宅に引きこもった時期は子供達もまだ幼く，本人だけでなく家族のQOLも大きく障害された。再入院後は精神運動興奮はあまり強くはないが，拒否・拒絶・敵意が強く，拒薬のため一時的にデポ剤を併用した。拒否・拒絶が改善してからは，寡動，動作緩慢などの錐体外路症状が目立ってきた。そのため，比較的長時間かけて減量していき，最終的に risperidone 1 mg 投与となった。幸い抗精神病薬は，risperidone 1 mg 1 錠 1 日 1 回にすることができたので，コンプライアンスの向上を図れるのではないかと考えているが，やはり病識は不確実なままであり，場合によっては，デポ剤を併用する必要があるかもしれない。今後は，外来通院時になるべく家族同伴で来てもらうことや，訪問看護を行うことで再び通院中断・引きこもりに陥らないように努めていく必要があると考えている。

［症例6］心身症→妄想状態で発症後，統合失調症としては未治療期間が長かった。入院時，幻覚・妄想，拒否，敵意などの症状が強かったが，risperidoneによって症状が改善し，低用量で維持している症例。

44歳　女性　公務員

X－7年頃から腹痛，下痢などの消化器症状，さらに頭痛，不眠，対人関係での緊張が出現するようになった。X－2年7月某病院心療内科を受診，職場の同僚からいろいろなことで責め立てられているという話をしていた。一時心療内科通院を中断したが，X－1年6月から再び通院するようになった。X年春頃から，病院，職場に対する被害的な言動がみられるようになり，出勤できなくなった。その後，被害的内容の幻聴を訴えるようになり，8月A病院精神科に紹介されたが，満床ということで医師2名につきそわれ，家族とともに当院を受診した。

受診時，警戒が強く診察室になかなか入室しようとせず，弁護士に電話をかけたり，当院事務局長に面会を申し入れるなど強い拒否が認められた。やっと入室しても，被害関係妄想，幻聴体験を一方的にまくしたてる状態であったが，入院が必要であることを告げると，意外に素直に同意し任意入院となった。入院後も，病棟内の電話ボックスから動こうとせず，何かにつけて弁護士に電話したり，精神保健福祉法のコピーを要求するという状態であった。

拒薬が予想されたため，risperidone 2 mgから治療を開始した。身体的訴えも多く，持参した「救心」を頻回に服用した。幸い拒薬はなく，入院2週間目，risperidoneを6 mgに増量（biperiden併用）した頃から徐々に疎通性が出現し，被害関係妄想も軽快した。その後は順調に経過し，入院2ヵ月目には開放病棟に転室し，入院5ヵ月で退院（退院時はrisperidone 3 mg，biperidenの併用なし）となった。現在はrisperidone 1 mgの就寝前投与で外来通院中であるが，幻覚・妄想，敵意・拒否は消失しており，家族が驚くほど柔和な態度や言動をとるようになったが，まだ職場復帰はできないでいる（図6）。

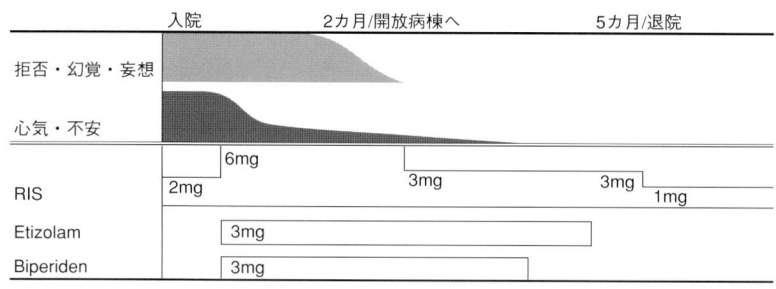

図6　症例6

［症例6の考察］

　入院時に拒否，敵意が強く，抗精神病薬服用は初めてであることもあって，服薬拒否が予想された。幸い副作用が出現せず，元来心気的傾向があり，薬好きであることが幸いしたのか服薬拒否もなく，すみやかに幻覚・妄想，拒否，敵意などの精神症状が消失して維持療法に移行できた症例である。長期間，統合失調症としては未治療であったせいもあり，過去の異常体験に対する病識はなく，社会適応力も低いため，復職できるかどうか，また，入院前より10 kg以上増加した体重（ダイエットを促してはいるが）を元に戻せるかどうかが今後の課題である。

Ⅱ．統合失調症急性期治療における risperidone の位置づけ

1．急性期で risperidone が効いてくる目安は？

　急性期症例で risperidone により改善する症例は，精神症状が消失・改善した後に錐体外路症状を中心とした副作用が目立つようになり，1～3 mg に減量して副作用が消失するパターン（症例1，3）が多い。従来薬にも同様な傾向は認められるが，risperidone ではその傾向がより顕著であるように思われる。Risperidone でも副作用の出現が症状軽快の目安となるかもしれない。また，後述するように統合失調症初回エピソードでは，症状改善に先立って，睡眠障害が改善する場合がある（症例1）。

2．急性期の副作用は？

急性期の副作用でrisperidone特有のものはなく，錐体外路症状が最多である。錐体外路症状の中では，急性ジストニア，パーキンソニズムは少ないがアカシジアは比較的多い[7]といわれている。われわれは，risperidone 4 mg以上の急性期用量では無理をせず，抗コリン薬を一時的に使用した方が良いと考えている。ただし，アカシジアはパーキンソニズムやジストニアほどには抗コリン薬に反応しないため，ベンゾジアゼピン（BZ）誘導体の併用（なかでも睡眠薬とrisperidoneの就寝前1回投与）をお勧めする。もちろん，risperidoneを十分に減量できて，睡眠の改善が得られた時点で，BZ誘導体は中止する。

3．急性期における適応・不適応は？

初めのうちわれわれは，risperidoneを幻覚妄想が主体で，興奮が強くない症例（症例1）に限って使用していた。次に，拒薬傾向があったりしてコンプライアンスが問題になりそうな症例（症例5，6）に用いるようになり，現在では初発，再発を問わずほぼすべての急性期症例に使用している。精神運動興奮が強い症例であっても，BZ誘導体や気分安定薬などの補助治療薬を併用することで対処できるので，絶対不適応はないと考えられる。

また，再発症例もコンプライアンスを高めるという観点から適応となるが，とりわけ統合失調症初回エピソードについてはrisperidoneが良い適応になると考えられる。藤井[6]は，統合失調症の初回エピソードは，①抗精神病薬が比較的少量でも効きやすい，②錐体外路症状が出現しやすい，という特徴を有することから，新規薬が有効であり，さらに，risperidoneが有効の場合は，早期に不眠が改善する（5-HT_{2A}遮断作用による；症例1）ので，このことがrisperidone効果発現の手がかりとなるとしている。

4．Risperidone をどうやって増量していくか？　どのくらいの期間様子をみるか？

　Risperidone の初回投与量は，若年者の初回エピソードの場合は，0.5〜1 mg から，再発症例の場合は 1〜3 mg から開始する．その後は症状に応じて増量していく．増量の仕方は可能な限りゆっくり（1〜2 週間で 0.5 mg ずつのペース）行った方が，副作用の防止や興奮・混乱の回避という観点からは望ましい．米国精神医学会治療ガイドライン[2]にも，「Risperidone の 1 日投与量は 4〜6 mg．（中略）この範囲で少なくとも 3 週間は経過をみる．この期間に臨床医にとって大切なことは，反応の遅い患者の服用量を，早まって増量したいという誘惑に乗らないことである．治療開始後の数日間に高用量を投与する『急速神経遮断法』は，無効なだけでなく，副作用の危険があるので避ける」と書かれている．Risperidone の最大投与量は 12 mg となっているが，症例 5 のように 6 mg 以上の用量は症状改善効果が頭打ちとなり，錐体外路症状の頻度が haloperidol と同等になってあまり意味がないと言われている．現在，われわれは急性期における risperidone の最大投与量は 4〜5 mg と考えている（承認用量は 2〜6 mg，最大 12 mg）．

　なお経過観察期間については最新のエキスパートコンセンサスガイドライン[12]によれば，仮に治療に反応がない場合でも 3〜6 週間は処方を変更せずに経過をみるよう推奨している．また部分的にでも反応がある場合は，10 週間の観察が望ましいとしている．

5．最初から抗コリン薬を併用しない方がよいか？

　欧米では以前から，錐体外路症状が出現してから抗コリン薬や抗不安薬を投与する方法がとられているようだ．日本では，①日本人は欧米人に比べて錐体外路症状が出現しやすいこと，②錐体外路症状が出現すると拒薬につながりやすいこと，③抗コリン薬が認知機能障害を悪化させることがあまり知られていない，などの理由から，抗精神病薬と一緒に最初から抗

コリン薬を併用する場合が多い。Risperidone は 2 mg/日程度なら錐体外路症状がほとんど出現しないので，最初から抗コリン薬を併用することはしない。Nyberg ら[16]の受容体占拠率と錐体外路症状に関する研究でも，3 mg 以上で錐体外路症状は約半数，5～6 mg だとかなりの確率で発生するという結果が得られているので，われわれは，4 mg 以上では biperiden 等の抗コリン薬を併用するようにしている。3 mg 以下で睡眠薬を併用している例ではその時点で抗コリン薬は中止する。1～2 mg 以下の維持量になったら，睡眠薬の併用如何にかかわらず抗コリン薬は中止する。

しかし現在では，われわれは急性期・維持療法期を問わず，抗コリン薬をなるべく使用しないように治療することが，「腕の見せどころ」であると考えている。抗コリン薬は，risperidone の効果を減弱させるし，一度使用すると，離脱が難しく，どうしても長期併用・多剤併用につながってしまうからである。

6．精神運動興奮が強い症例でも，risperidone を使用できるか？

Risperidone には直接的な鎮静作用がない（5-HT$_1$受容体や H$_1$受容体への拮抗作用がほとんどない[10]ことで説明されている）ため，鎮静が必要なときはフェノチアジン系抗精神病薬などの鎮静作用のある抗精神病薬を併用するのが良いようだ。フェノチアジン系抗精神病薬には抗コリン作用があるので，risperidone 特有の投与初期の落ち着かなさや，アカシジアに代表される投与初期の錐体外路症状を軽減する働きもある。フェノチアジン系抗精神病薬の併用によって，衝動性の亢進（awakenings？）も防止できるかもしれない。

前述したように，現在，われわれは興奮の強い急性期症例に対して，risperidone に鎮静効果の強い低力価抗精神病薬を併用していない。その理由は，①抗精神病薬の併用は新規薬の効果減弱や，②錐体外路症状などの副作用増強，③フェノチアジン系抗精神病薬は離脱が難しく，多剤併用

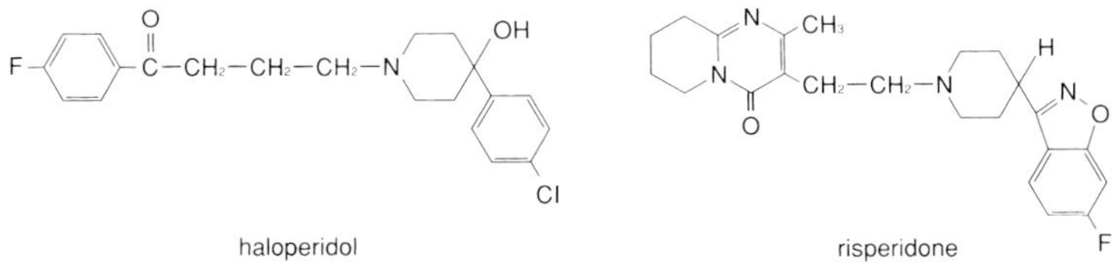

図7　Haloperidol と risperidone の構造式

につながるからである。現在は，精神運動興奮が強い症例であっても，BZ誘導体や気分安定薬などの補助治療薬を併用することで対処している。鎮静は向精神薬の非特異的効果であり，BZ誘導体や気分安定薬によっても効果を得ることができるし，これらの薬物にはD_2受容体に対する親和性がないため，錐体外路症状の惹起・増強を避けることができる。

7．敵意・興奮に対する改善作用は？

Risperidone は，敵意・興奮に対する改善作用が haloperidol より有意に速いという報告[14]がある。そのため，米国の精神科救急の現場で，急性期症状に risperidone（液剤）と lorazepam（経口）を併用して対処している施設もある[5]という。提示した症例においても，症例5，6は，risperidone 投与前は治療者に強い敵意を示していたが，症例5では比較的ゆっくりと，症例6では急速に敵意が消失していった。Risperidone には直接的な鎮静作用はほとんどないものの，敵意に対する改善作用は強いという印象を持っている。

Risperidone 内用液は，わが国でも2002年7月から使用可能になり，精神科救急の現場においても次第に普及しつつある[17]。

8．Risperidone は改良型 haloperidol か？

Risperidone の生みの親である Paul Janssen は，インタビュー[11]の中で，「Risperidone は非定型抗精神病薬ではない。Risperidone は haloperidol によって代表される高力価抗精神病薬の改良版である。その改良点

は，ある用量までなら錐体外路症状がかなり軽減されること，陰性症状や情動障害の改善効果があることであり，5-HT$_{2A}$遮断作用による徐波睡眠増加作用がこれらの抗精神病薬効果増強に深く関係している」と述べている。Risperidoneは，構造式（図7）上もJanssen自身が言うように，改良型haloperidolであると考えられる。非定型抗精神病薬ということであまり特別視せずに，haloperidolなどの高力価抗精神病薬と同じように考えれば，急性期における使用上のコツはつかみやすいのではないかと思われる。

　連載当時，risperidoneアレルギーをなるべく解消させたいという思いから，この項を書いた。しかし，この項に関しても，われわれは最近考えを改めた。すなわち，risperidoneは，haloperidolと生みの親が同じで，構造式は似ているが，同じような使い方をするべきではない。同じような使い方とは，①初回用量を高用量にしたり，② 3 mg→ 6 mg→10 mgといった速いペースで増量したり，③20 mg，30 mgと大量に用いたり，④他の抗精神病薬と併用したり，⑤最初から抗コリン薬を併用したりする，というものである。しかし，こうしたhaloperidolの使い方も，実は，間違った使い方であったのかもしれない。

Ⅲ．Risperidoneを急性期に使用するメリットは？

　以上，急性期症例の検討，成書や雑誌，journalなどにみられる記載から，risperidoneを急性期に使用する意義として，以下のようなものが考えられる。
　1）錐体外路症状，ディスフォリア[8]（p63，121参照），眠気などが少なく[1]，治療協力が得られやすい。
　2）抗コリン薬，下剤などの併用を少なくすることができ，処方内容をシンプルにすることができる。
　3）急性期症状改善後の維持療法にもっていきやすい。

4) Haloperidol に比べて速く効果が現れる[3]。

 5) 認知機能障害に対する改善効果がある/認知機能を悪化させない[15]。

 6) 遅発性ジスキネジアに対する予防効果[18]がある。

 われわれはこの中でも，3)の，「維持療法にもっていきやすいこと」が一番重要なポイントだと考えている。Risperidone はもちろん万能薬ではないので，奏効しにくい/しない症例もある。しかし，risperidone を代表とする新規薬は，錐体外路症状の発現頻度が少なく，程度が軽いという観点や，外来維持効果が高い[4]という観点から，可能な限り risperidone を単剤で使用して，急性期症状改善後の維持療法にもっていくことで，病状の再燃防止や患者の QOL の改善がもたらされると考える。また，5)の認知機能障害については後述するが，統合失調症の認知機能障害は，発病直後に急激に生じ，発病から治療開始までの期間が長いほど重症となるという見解[9]もあることから，認知機能障害に対する改善/悪化防止効果があるといわれる risperidone を急性期から用いていくことには，こうした点でも意義があるように思う。

Ⅳ．Risperidone を急性期に使用する──要約

 1) Risperidone の幻覚・妄想・精神運動興奮などの陽性症状に対する効果は，haloperidol などの高力価抗精神病薬と同等で，効果発現は haloperidol よりむしろ速い。直接的な鎮静作用はないが，興奮，敵意に対する効果発現も速い。

 2) 錐体外路症状などの副作用の出現や睡眠障害の早期の改善が症状改善の目安となる。

 3) 副作用を防止し，混乱・興奮を回避するため，初回エピソードの初回投与量は0.5～1 mg，再発症例では1～3 mg。睡眠薬や lorazepam などの BZ 誘導体と併用し，増量はゆっくり1～2週間で0.5 mg ずつのペ

4）興奮に対しては，BZ誘導体や気分安定薬を併用し，フェノチアジン誘導体などの他の抗精神病薬の併用は行わない。抗精神病薬の併用はrisperidoneの効果減弱・副作用増強につながるからである。

　5）心理的・身体的侵襲の大きい注射はなるべく使用しない[19]。Risperidone内用液は，単剤・BZ誘導体との併用で非常に有用である[19]（第7章参照）。

　6）錐体外路症状に対して，できるだけ抗コリン薬を併用しない。Risperidoneの効果減弱，認知機能の悪化，抗コリン薬自体の副作用・依存・中止の際の離脱症状を招く可能性がある。

　7）急性期における最大投与量は4～5mg（承認最大用量は12mg）まで。

　8）服用しやすい/併用薬が少ない/睡眠改善効果が期待できる，ことなどから治療協力が得られやすく，維持療法における良好なコンプライアンスが期待できる。

　9）急性期から使用できれば，置換する必要がなく，そのまま減量していけば良いので，risperidoneがその真価を発揮する維持療法に移行しやすい。さらに認知機能障害，遅発性ジスキネジアに対する予防効果も期待できる。

　10）改良型haloperidolと考えれば使用上のコツはつかみやすいが，実は，全く異なる使い方が望ましいことにやがて気づく。

　11）維持療法期にはできれば2mg以下の単剤，1日1回投与にもっていく。

文　献

1）Aitchison, K. J., Meehan, K., Murray, R. B.：抗精神病薬　その効果と副作用. 初回エピソード精神病（嶋田博之，藤井康男訳），pp. 37-55, 星和書店, 東京, 2000.
2）American Psychiatric Association：推奨の要約. 米国精神医学会治療ガイドライン

（日本精神神経学会監訳), pp. 6-15, 医学書院, 東京, 1999.
3) Chouinard, G., Jones, B. D., Remington, G. et al.: A Canadian multicenter placebo-controlled study of fixed doses of risperidone and haloperidol in the treatment of chronic schizophrenic patients. J. Clin. Psychopharmacol., 13 : 25-40, 1993.
4) Csernansky, J., Okamoto, A., Brecher, M.: Risperidone vs. haloperidol for prevention of relapse in schizophrenia and schizoaffective disorders: a long-term double-blind comparison. Biological Psychiatry Annual Meeting. Washington, D.C., 1999.
5) Currier, G. W. and Simpson, G. M.: Risperidone liquid concentrate versus intramuscular haloperidol for control of psychotic agitation. Presented at the 10th Biennial Winter Workshop on Schizophrenia, February 5-11, Davos, Switzerland, 2000.
6) 藤井康男：Risperidoneによる初回エピソード分裂病患者への急性期治療．臨床精神薬理, 3 : 1211-1217, 2000.
7) 藤井康男：Risperidoneの副作用，投与回数，分裂病以外の適応．分裂病薬物治療の新時代, pp. 135-146, ライフ・サイエンス, 東京, 2000.
8) 藤井康男：分裂病患者への抗精神病薬治療とQuality of Life. 臨床精神薬理, 1 : 135-151, 1998.
9) 藤井康男：分裂病患者の認知機能障害の改善をめざして．臨床精神薬理, 2 : 311-322, 1999.
10) 原田俊樹：精神分裂病．精神医学の進歩と動向（大月三郎編), pp. 43-52, 文光堂, 東京, 1992.
11) Healy, D.: Paul Janssen(Belgium). From haloperidol to risperidone. The Psychopharmacologists II. pp. 39-70, Altman, London, 1998.
12) Kane, J.M., Leucht, S., Carpenter, D. et al.: Optimizing pharmacologic treatment of psychotic disease. J. Clin. Psychiatry, 64(suppl. 12) ; 1-100, 2003.
13) 稲垣 中, 稲田俊也, 藤井康男他：抗精神病薬の等価換算．向精神薬の等価換算, pp. 11-40, 星和書店, 東京, 1999.
14) Marder, S. R. and Meibach, R. C.: Risperidone in the treatment of schizophrenia. Am. J. Psychiatry, 151 : 825-835, 1994.
15) Meltzer, H. Y. and McGurk, S. R.: The effects of clozapine, risperidone, and olanzapine on cognitive function in schizophrenia. Schizophr. Bull., 25 : 233-256, 1999.
16) Nyberg, S. H., Eriksson, B., Oxenstierna, G. et al.: Suggested minimal effective dose of risperidone based on Pet-measured D_2 and $5\text{-}HT_{2A}$ receptor occupancy in schizophrenic patients. Am. J. Psychiatry, 156 : 869-875, 1999.

17) 武内克也, 酒井明夫 : Risperidone 内用液を使いこなす―急性期への適応（その 1 ）. 臨床精神薬理, 6 : 1627-1634, 2003.
18) Tooley, P. J. H., Zuiderwijk, P. : Drug safety : experience with risperidone. Adv. Ther., 14 : 262-266, 1997.
19) 上田均 : 統合失調症に対する薬物療法の現状―総合病院での経験から―. 臨床精神薬理, 7 : 41-49, 2004.

第2章

急性期における使い分け

　本書の元になったシリーズ執筆中に，新規薬として，perospirone，quetiapine，olanzapine の3剤が加わった。したがって，現在われわれには統合失調症急性期の治療選択肢として，4剤の新規薬と非常に多くの従来薬がある。さらに，それらの組み合わせ（多剤併用）を入れると，ほぼ無限の選択肢を持っていることになる。

　本章ではまず，従来薬と新規薬の比較を行い新規薬の有用性を確認し，急性期から新規薬を使用することができるか否かについて検討する。また，盛岡市立病院における急性期入院治療についての調査結果から，急性期における新規薬の問題点とその対策について述べたい。さらに，これまでの統合失調症薬物療法における処方行動の反省から，新規薬の合理的選択を含めた，これからの統合失調症急性期治療について考えてみたい。

Ⅰ．従来薬と新規薬の比較

　急性期に従来薬を用いるか，新規薬を用いるかを議論する前に，従来薬と新規薬の比較を試みたい。

1．作用機序

　従来薬は，おそらく抗ドパミン作用がほぼ唯一の抗精神病効果についての作用機序であろうと考えられる。したがって，ある用量を超えるとどの従来薬も同じような効果しか示さないことになる。治療有効量では錐体外

路症状が起こってくることが多く，わが国では抗コリン薬の併用が当然のように行われてきた。一方，新規薬の作用機序として抗ドパミン作用は依然として最も重要であるが，その他にセロトニンをはじめとするドパミン以外の神経受容体に対する作用や，ドパミン受容体と他の受容体に対する占有バランスが関与している可能性が高い。そのため，新規薬は従来薬よりも錐体外路症状の頻度が少なく，広い作用プロフィールが期待できる。

2．抗幻覚・妄想作用

新規薬の中で抗幻覚・妄想作用は，risperidoneだけがhaloperidolを上回り，olanzapine，quetiapine，perospironeはhaloperidolとほぼ同等の抗幻覚・妄想効果を有する[9]とされている。また，risperidoneはhaloperidolよりも効果発現が速いという報告[9]がある。以上のように新規薬は従来薬と同等かそれ以上の抗幻覚・妄想効果が期待でき，効果発現も速い可能性がある。さらにclozapineに関しては治療抵抗性の陽性症状に対しても有効性を示す場合がある[7]ことが知られている。しかし，抗幻覚・妄想作用に関して，新規薬は従来薬を大きく上回るものではない。

3．鎮静効果

従来薬は，ヒスタミン受容体およびアドレナリン受容体部位における作用による鎮静効果が強い（特にフェノチアジン誘導体）ため，興奮・激越に対する管理には有用[3]である。新規薬のrisperidone，olanzapine，sertindoleの3剤に関して，鎮静の発現頻度は高力価従来薬であるhaloperidolおよびfluphenazineと同等か，やや低いと報告[14]されており，鎮静作用に関しては従来薬にやや分がありそうである。

4．陰性症状・再発・認知機能障害・抑うつに対する効果

従来薬は，陰性症状・認知機能障害・抑うつに対する効果がほとんど期待できないばかりでなく，むしろ従来薬によってこれらの症状がもたらさ

れたり，悪化を招く可能性がある[17,18]。一方，新規薬は陰性症状に関しては Brief Psychiatric Rating Scale（BPRS），the Positive and Negative Syndrome Scale（PANSS）などで，risperidone, olanzapine, perospirone は haloperidol より有意な抗陰性症状効果が認められ，quetiapine は haloperidol と同等であったと報告[9]されている。再発予防に関しては，従来薬よりも新規薬による治療例で再入院が少ない（デポ剤には及ばないが）ことを示した研究結果[5]がある。また，認知機能障害・抑うつに関しても，新規薬は従来薬に比べて著しい効果を示すというわけではないが，一定の効果を示し，少なくともこれらの症状を増悪させることは少ないものと考えられる[17,18]。これらの症状は，急性期においては問題となることは少ないが，維持療法期には重大な問題となってくる可能性がある。

5．副作用
1）急性錐体外路症状
新規薬では黒質線条体ドパミン経路の遮断を，$5-HT_{2A}$ 遮断によって抑制するため，従来薬よりはるかに急性錐体外路症状の頻度が少ない。そのため，特に初回エピソード患者では，急性期を新規薬で治療することが推奨されている[6]。

2）遅発性ジスキネジア
新規薬では遅発性ジスキネジアの予防効果があるばかりでなく，治療効果を示唆する報告[12,16]がある。

3）患者自身の好み
新規薬は従来薬に比べてディスフォリア・眠気が少なく，患者は新規薬を好む傾向が高い[23]。

4）無月経・性機能障害
新規薬（特に quetiapine, olanzapine）は従来薬に比べて，$5-HT_{2A}$ 遮断により漏斗下垂体系ドパミン経路の遮断を抑制するため，無月経・性機能障害に対する改善効果がある[22]。

5）体重増加

従来薬でも体重増加はみられるが，新規薬（特に clozapine, olanzapine）では一般に体重増加の傾向が高く，糖尿病，高血圧などの生活習慣病や乳癌，変形性脊椎症・膝関節症などの整形外科的障害などを引き起こして[10]，患者の QOL を低下させ生命を危うくする可能性がある。新規薬の最大の問題点である[22]。

6．その他

1）服用回数・併用薬

新規薬，従来薬ともに血中半減期が短いものでは，急性期に1日2回投与が必要な場合があるが，維持療法期には多くは1日1回投与で維持することが可能である[22]。新規薬は錐体外路症状，弛緩性便秘などの副作用に対処する薬を大幅に減らすことができる[22]。

2）投与経路

新規薬には今のところ，短時間作用性の筋注製剤やデポ剤がない。これらは現在開発中と聞くが，当面の間投与経路の選択肢の広さに関しては従来薬に分がありそうである。

3）処方しやすさ

従来薬はこれまで50年以上にわたって全世界で使用されてきた。副作用・有害作用がほぼ予測でき，ほとんどの精神科医が従来薬の処方に習熟している。それに対して新規薬は，risperidone を例に出せば，米国においても10年間，日本では8年間の歴史を持つに過ぎないため，多くの精神科医は新規薬について熟知しているわけではない。しかし，世界の統合失調症治療の趨勢はもはや新規薬を使うか否かといった段階から，いかにうまく使うかという段階にシフトしている。処方に習熟しているからといって，いつまでも従来薬に拘泥している時代ではない[19]。

4）コスト

薬価は新規薬の方がはるかに高い（新規薬の中でも3～5倍の薬価差が

ある)。しかし，これまでの新規薬の治療における経済効果を検討した研究の多くが，新規薬による治療は再燃を抑制し入院期間を短縮させるため，直接費用を減少させること，社会復帰を促進し間接費用も減少させるため，高薬価を十分に代償できるとしている[13]。

以上概観したように，新規薬は，体重増加が起こりやすいこと，投与経路が現在のところ経口に限られることを除けば，統合失調症治療のあらゆる場面で従来薬と同等か，より優れた作用を有しており，精神症状の改善・副作用の軽減・服薬コンプライアンスの向上により患者のQOLの改善と社会復帰の促進につながると考えられる。そのため，新しい治療アルゴリズムの多くが，治療のなるべく早い時期に新規薬による治療を開始することを推奨している[9]。

II．新規薬による急性期治療

第1章でも述べたように，わが国の精神科医の多くにはまだ，新規薬は急性期症状に対する効果が弱いのではないかという危惧が存在しているようだ。急性期は主作用・副作用が良くわかっている従来薬を用いるべきだろうか？　それとも急性期から新規薬を積極的に用いるべきだろうか？　筆者（上田）は近年，入院・外来を問わず統合失調症の新患症例にはほとんど新規薬を処方しており，それで格別不都合も生じず，従来薬で行っていた薬物療法より，精神症状の改善・副作用の改善・服薬コンプライアンスの向上などの総合的な回復が得られるという感触をつかんでいる。

以下に，盛岡市立病院における急性期入院治療に関する調査結果とその考察，新規薬を急性期に用いる際の問題点とその対策について述べる。

1．盛岡市立病院における急性期入院治療についての調査

1）対象：2000年1月1日から2001年12月31日の期間内に，盛岡市立病院精神科において入院から退院まで急性期症状の治療（薬物の調整，休

養，身体合併症治療目的などは除外した）を行った統合失調症患者37例（男：女 = 9：28）。

2）方法

(a) 従来薬の併用率，併用理由を調査した。

(b) 37例について，①新規薬だけで治療した群（新規薬群），②新規薬と従来薬（経口）を併用，もしくは従来薬（経口）だけで治療した群（従来薬併用群），の2群に分類して，①入院期間，②過去の入院回数，③入院時の精神状態像，④入院時BPRS得点，⑤退院時BPRS得点，⑥入院時・入院中における抗精神病薬の筋注・デポ剤使用の有無，⑦入院中における隔離室使用の有無，⑧入院中に使用した抗精神病薬以外の併用薬，について調査した。入院期間，入院時BPRS，退院時BPRSの3項目について，新規薬群，従来薬併用群2群間で統計学的解析（Mann-Whitney U-test）を行った。

(c) Risperidoneについて最大使用量と退院時用量について調査した。

3）結果

(a) 従来薬の併用率・併用理由：①新規薬群は27例，②従来薬併用群は10例（従来薬だけで治療した例は1例もなかった）で，従来薬併用率は27.0％であった。従来薬の併用理由は，①鎮静目的3例，②本人の希望3例，③錐体外路症状（フェノチアジン誘導体の併用による）2例，④睡眠増強2例であった。

(b) 新規薬群，従来薬併用群における，①～⑧までの調査結果を表1に示した。

(c) Risperidoneの最大使用量・退院時用量：入院中に使用した新規薬は，risperidone（入院中29例，退院時25例）が最多であった。入院時から退院まで，抗精神病薬はrisperidoneのみで治療を行った例は17例で，最大使用量は4.7 mg，退院時は3.2 mgであった。この17例をさらに，2000年入退院群と2001年入退院群にわけて使用量を比較検討してみると，2000年入退院群は8例，最大使用量は5.5 mg，退院時3.5 mgであったのに対

表1　新規薬群と従来薬併用群の比較

	新規薬群	従来薬併用群	
入院期間（週）	13.5	16.2	N.S.
入院回数（回）	1.8	3.6	
精神状態像			
幻覚・妄想	19	8	
興奮・拒否	3	1	
解体	4	0	
昏迷	1	1	
不安・抑うつ	2	0	
その他（水中毒）	3	0	
入院時 BPRS	57.9	50	$p=0.0143$
退院時 BPRS	34.1	30.1	N.S.
注射・デポ剤	4（14.8%）	2（20.0%）	
隔離室	4（14.8%）	1（10.0%）	
併用薬			
睡眠薬	22（81.5%）	7（70.0%）	
気分安定薬	7（25.9%）	3（30.0%）	
抗不安薬	7（25.9%）	1（10.0%）	
抗うつ薬	6（22.2%）	0	
抗コリン薬	13（48.1%）	10（100%）	

して，2001年入退院群は9例，最大使用量3.9 mg，退院時3.0 mg であった（図1）。

4）考察

（a）従来薬の併用率は約3割弱であったが，併用理由をみてもわかるとおり，従来薬は新規薬の補助としての目的がほとんどであり，従来薬の使用が必須であった症例は1例もなかった。

（b）①入院期間：新規薬群は従来薬併用群に比較して入院期間が短かったが，統計学的有意差は認められなかった。②過去の入院回数：これも新規薬群が少ないが，新規薬群では，従来薬併用群に比して初回入院例が多かった（新規薬群11例，従来薬併用群3例）ことが関係していると考え

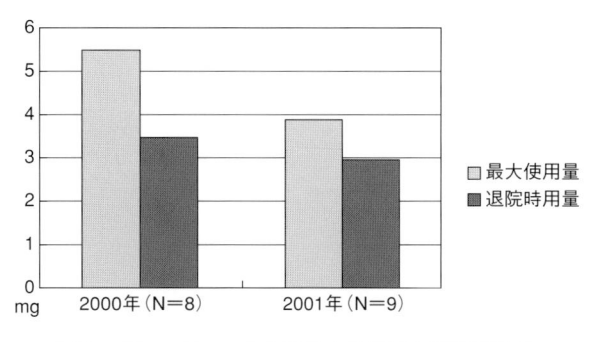

図1　Risperidoneの入院最大使用量と退院時用量

られた。③入院時の状態像：新規薬群，従来薬併用群とも幻覚・妄想状態が最多であった。興奮に関しては新規薬群3例，従来薬併用群1例で，ほとんど差は認められなかった。④入院時BPRS得点：新規薬群の方が有意に高く（$p=0.0143$），従来薬併用群より重症であった。つまり，重症症例ではむしろ従来薬を併用せずに治療した例が多かったということになる。⑤退院時BPRS得点：新規薬群の方が高く，従来薬併用群の方がより改善しているようだが，両者で統計学的有意差は認められなかった。新規薬群の方が入院時に重症であったことが関係している可能性もある。⑥抗精神病薬の筋注・デポ剤使用の有無：新規薬群，従来薬併用群とも鎮静目的や拒薬による注射製剤使用を要した例は少数であり，両者でほとんど差は認められなかった。⑦隔離室使用の有無：注射と同様，隔離室使用が必要な例は両者とも少数であり，ほとんど差は認められなかった。⑧入院中の併用薬：入院中の併用薬は，新規薬群，従来薬併用群とも睡眠薬が最多であった。睡眠薬の併用は，不眠に対する使用以外に，新規薬中使用頻度が最多のrisperidoneによる錐体外路症状の予防・治療が主たる目的である。気分安定薬などのその他の向精神薬の併用率は，新規薬群，従来薬併用群でほとんど差は認められなかった。しかし，抗コリン薬の併用率は，新規薬群で50％弱であったのに対して，従来薬併用群では100％であった。従来薬を併用せず新規薬だけで急性期治療を行った場合，抗コリン薬

の併用を減少させることになる。ちなみに，退院時の抗コリン薬併用率は新規薬群22.2%，従来薬併用群50.0%で両者とも大きく低下したが，従来薬併用群ではなお半数で抗コリン薬の併用を要したことからみると，新規薬と従来薬の併用は「非定型性」の減弱につながると考えられた。

（c）Risperidone の最大使用量・退院時用量：risperidone の最大使用量が2000年入退院群より2001年入退院群で減少している結果は，risperidone の急性期における至適用量が発売当初の予想より低用量である可能性を示唆している。つまり，risperidone は急性期においてもせいぜい 4 mg 程度の用量で十分な効果を発揮することがわかった。

以上の調査結果から，入院を要する急性期症例であっても，新規薬単剤，あるいは従来薬・睡眠薬・気分安定薬などと併用することによって，比較的少量の新規薬で十分に治療可能であることがわかった。

2．急性期における新規薬の問題点と対策

新規薬は急性期においても十分使用可能であることがわかったが，新規薬にも課題がないわけではない。第 1 は強い精神運動興奮が認められる救急・緊急の際の鎮静の問題，第 2 は急性期治療における有効量をどう設定するかという問題，第 3 は急性期治療で新規薬間の使い分けをどうするかという問題である。

１）鎮静をどう得るか？

前述したように，新規薬は従来薬と同等かそれ以上の抗幻覚・妄想作用があるが，鎮静効果についてはやや弱く，精神運動興奮が強い症例には一見不利である。しかし，直接的な鎮静効果がないとされている risperidone の導入後，急性精神病患者における隔離および拘束の時間が劇的に減少したとする報告[2]がある。また，激越性精神病患者のコントロールにおいて，ある薬剤が他の薬剤よりも有効であるというエビデンスはほとんどなく，治療薬の薬理学的力価が同じならばどの治療薬も同程度の効果があるという意見[1]もある。つまり，鎮静効果は薬の種類よりも用量が問題

になる。したがって、どうしても鎮静が必要な場合は、新規薬・従来薬・気分安定薬・BZ誘導体いずれでも、それらの併用によっても達成できる。しかし、強すぎる鎮静効果は急性期ではしばしば過鎮静をもたらし、維持療法期には二次性の陰性症状や認知機能障害、抑うつ状態を招く場合があるし、前述のように鎮静は抗精神病薬以外の向精神薬によっても達成できるため、急性期後の長い維持療法期を考えると抗精神病薬にはそもそも鎮静作用は不必要との意見[8]も存在する。

2）注射製剤・デポ剤

新規薬には今のところ短時間作用性の筋注製剤がないので、血中への到達速度が遅く、急性期とりわけ精神科救急・緊急時には使用できないのではないかという危惧が存在する。わが国ではこれまで、精神科救急・緊急における強い精神運動興奮の管理には、haloperidolの筋・静注または点滴投与、levomepromazineやchlorpromazineの筋注、まれにはBZの筋・静注などが、単独あるいは組み合わされて投与されていた。一方、米国では激越患者に対する初期鎮静の第1選択薬はBZ系薬物であり、特にlorazepamの内服あるいは筋注であるという[11]。第2選択薬は新規薬の内服であり、BZと新規薬の併用もよく行われているという[11]。このように、米国とわが国との精神科救急薬物療法における大きな違いは、わが国では緊急性が相当高い場合にのみBZを静注で用い、経口で用いることはほとんどないのに対して、米国ではBZを非経口・経口で積極的に用いているということであろう。

また、米国において、経口BZ（lorazepam 2 mg）と経口新規薬（risperidone 2 mg）投与群は、筋注BZと筋注haloperidol投与群とほぼ同等の鎮静効果が得られ、患者は前者を好む傾向が高かったとする報告[4]がある。わが国においても同様な方法を試みて、注射による古典的鎮静法と比較検討する価値は大いにあるものと思われる。ちなみに筆者らの施設では、これまで統合失調症入院患者の不穏・興奮時にhaloperidolの筋注を行うことが多かったが、最近ではこの経口lorazepamと経口risperidone（2002

年からは risperidone 内用液）の組み合わせ投与を行うようになったところ，案外速やかな鎮静効果が得られ患者にも看護師にも好評である。つまり，抗精神病薬の注射製剤は必ずしも必要なわけではなく，どうしても必要な場面では従来薬の注射を用いることができるし，米国にならって経口 BZ の併用も検討してみる価値は大いにあると思われる。現在，われわれの施設では，鎮静目的で経口 BZ の使用は定着しつつある。

以上のように新規薬の注射製剤は必ずしも必要ではないが，デポ剤に関しては全く別である。新規薬によって副作用や服用量，服用回数を減らし，服用しやすくしても，どうしても服薬コンプライアンスが不良の患者はいる。そういった症例にはこれまで，従来薬のデポ剤を単剤で用いたり，調査結果にあるように新規薬の内服と併用したりしていたが，そうした新規薬と従来薬の併用には常々ある種の割り切れなさを感じていた。新規薬のデポ剤ができればそうした患者にも大きな福音となると思われる。

3）用量設定・増量法はどうするか？

新規薬は歴史が浅く，急性期の用量設定をどうするかについてはまだ十分な議論がなされていない。しかし，従来薬で行われていて批判も多かった急速神経遮断法や，やみくもな大量療法・多剤併用は，新規薬では絶対に避ける必要がある。新規薬をうまく使うことによって，過量投与や多剤併用によって起こりやすくなる錐体外路症状・ディスフォリア・過鎮静を経験させないで急性期治療を行うことが可能になり，その後の服薬コンプライアンスの向上が期待できる。

4）新規薬間における使い分けをどう考えるか？

従来薬ではこれまで，経験的に幻覚・妄想状態には haloperidol，精神運動興奮には levomepromazine や chlorpromazine といった，状態像別の使い分けが行われることが多かった。現在わが国で使用可能な新規薬は，大きく分けて2つの系統がある。Serotonin-Dopamine Antagonist（SDA）系（risperidone, perospirone）と Multi-Acting Receptor Targeted Antipsychotic（MARTA）系（quetiapine, olanzapine）である。構造式上，前者

はhaloperidol類似，後者はchlorpromazine類似のため，幻覚・妄想には前者が，鎮静には後者が適しているように思える。さらに，鎮静作用は主としてH_1受容体遮断によって起こると考えられるから，新規薬のなかではolanzapineとquetiapineがH_1受容体への親和性が高いため，鎮静作用が強く，risperidoneは逆にH_1受容体への親和性がごくわずかのため，鎮静作用は非常に少ないと考えられる。しかし，筆者の印象では，risperidoneには直接的鎮静作用はないものの，敵意の改善作用に優れ，興奮が起こりにくくなる「静穏」作用があるため，興奮患者にも十分使用可能であると考えている。また，olanzapine，quetiapineの幻覚・妄想に対する効果もhaloperidolと同等で，risperidoneやperospironeにも劣ることはないと考えている。そもそも抗精神病薬を状態像別に使い分けることはエビデンスに乏しく，あまり意味がないという意見[15]もある。それでは，急性期にはどの新規薬を使っても同じなのだろうか？ 合理的な使い分けは存在しないのだろうか？ このことに関しては後述する。

5）従来薬はもはや必要ないか？

これまで，新規薬が様々な面で従来薬を上回ることを述べてきたが，はたして従来薬はもう必要がないのであろうか？ 筆者らは，従来薬が必要な急性期の臨床場面として，①注射製剤が必要な場合，②デポ剤が必要な場合，③前回のエピソードで従来薬が奏効し格別な副作用が生じていない場合，④患者自身が従来薬を望んでいる場合，⑤肥満など新規薬による副作用が問題になる場合，⑥すべての新規薬によっても精神症状が改善しない場合，などに限局されると考えている。以上のようにわれわれは，（極論すれば）新規薬に筋注製剤やデポ剤ができれば，急性期治療において従来薬はもはや必要ないと考えている。

Ⅲ．これからの統合失調症急性期治療

これからの急性期治療について述べる前に，筆者も含めたわが国の多く

の精神科医の統合失調症薬物療法におけるこれまでの処方行動を振り返ってみたい。

1．従来薬によるこれまでの処方行動

1）幻覚・妄想には haloperidol，鎮静には levomepromazine といった，症状・状態像ごとの使い分けや，それらの併用処方を行っていた。
→多剤併用につながる結果となった。

2）A剤を増量しても無効の場合は，A剤にB剤，C剤を上乗せ投与していった。
→多剤併用につながる結果となった。

3）陽性症状・問題行動が改善するまで増量していった。
→過鎮静・大量投与につながる結果となった。

4）従来薬では錐体外路症状が発生する可能性が高いため，最初から抗コリン薬を併用することが多かった。
→抗精神病薬の過量投与・多剤併用につながる結果となった。

5）陽性症状・急性期症状が改善しても，症状の再燃をおそれて多くは改善した時点の処方が長期間継続された。その結果，パーキンソン症状がほぼ必発となり抗コリン薬の長期間併用が行われた。さらに，抗コリン作用の増強により便秘・イレウス・認知機能障害が起こりやすくなった。
→多剤併用・副作用のための薬の慢性投与，生活技能障害の悪化，ノンコンプライアンスにつながる結果となった。

6）救急・緊急の場面では，本当に必要かどうかほとんど吟味することなく，筋注を行っていた。
→精神科医療に対する恐怖心・不信感を増強する結果となった。

2．これからの統合失調症急性期治療

前項で述べた従来薬によるこれまでの処方行動の反省を活かして，これからの統合失調症急性期治療のあり方を考えてみたい。

1）急性期のなるべく早い時期に新規薬を使う。

調査結果に示したように，多くの症例で急性期の最初から新規薬を使用することが十分に可能であった。活発な異常体験や強い精神運動興奮が認められ，精神症状の急速な改善や鎮静が求められる場合には，従来薬（筋注・静注），BZ誘導体，気分安定薬などの併用が必要な場合もある。

2）抗精神病薬の急激な増量・大量投与・多剤併用は行わない。

新規薬であっても，急激に増量すればそれだけ副作用が出現しやすくなるし，大量投与や多剤併用を行うと錐体外路症状などの副作用を増強して，せっかくの「非定型性」が失われてしまう。

3）効果が出るまで増量したりせず，有効量で十分時間をかけて観察する。

少なくとも3～6週間は有効量（risperidoneなら4 mg）で経過を観察したい。

4）効果が不十分の場合はすべての新規薬を単剤で順次試みる。

新規薬Aが無効の場合，新規薬B，C，Dを単剤で順次試みる。すべての新規薬が効果不十分の場合，通常よりも高い投与量や従来薬による効果増強を考慮する。

5）錐体外路症状・ディスフォリアをなるべく経験させないように治療する。

抗精神病薬の過量投与をマスクするおそれがあるため，錐体外路症状に対する抗コリン薬を最初から併用しない。また，抗コリン薬，下剤などの副作用のための薬を漫然と投与しない。副作用には，本来，薬物の変更や投与量の減量で対処すべきである。

6）救急・緊急の場面でも筋注・静注以外の投与法の可能性を検討する。

治療目標は，コミュニケーションがとれること，治療協力が得られることにおき，完全な鎮静（入眠させる）におかない。できれば，筋注・静注などの強制的治療は避け，BZ誘導体を含む経口薬での治療可能性を検討

する。急性期後の治療予後，服薬コンプライアンスを考えると，精神科治療に対する恐怖心・不信感をなるべく生じさせないようにしたい[22]。Risperidone 内用液は，単剤もしくは BZ 誘導体との併用で非常に有用である。

7）新規薬の第 1 選択は？

急性期にどの新規薬をどのように用いるかについては，米国でもまだ定説はない。前述したように，幻覚・妄想には SDA 系，鎮静には MARTA 系といった使い分けは根拠に乏しく，従来薬と同様，多剤併用に陥ってしまう危険性をはらんでいるし，実際の使用感からもかけ離れた印象がある。そもそも，幻覚妄想状態には A，鎮静には B といった，抗精神病薬の対症療法的使用はまったく根拠がないことに気づくべきである。

血液検査（genetic marker）や脳イメージング（MRS）によって，将来的に可能になるかもしれないが，どの患者にどの新規薬が有効かを予知することは今のところまだできない。しかし，副作用についてはある程度予測することが可能である。したがって今のところ，第 1 選択薬は，たとえば錐体外路症状が出現しやすい症例には olanzapine，quetiapine を，肥満傾向にある患者には risperidone や perospirone を用いるなど，副作用プロフィールで選ぶのが合理的と考えられる。しかし，もちろん治療者が使い慣れている新規薬を選択することが急性期には優先される。

Ⅳ．急性期における使い分け──要約

1）新規薬は，精神症状の改善・副作用の軽減・服薬コンプライアンスの向上により患者の QOL の改善と社会復帰が促進されるため，維持療法期・リハビリテーション療法期にその真価を発揮する。急性期には従来薬を大きく上回る効果を示すわけではないが，急性期以後の長い維持療法期を考えると急性期から使用することが推奨される。

2）盛岡市立病院における急性期入院治療についての調査結果から，入

院を要する急性期症例であっても，新規薬単剤，あるいは従来薬・BZ誘導体・気分安定薬などと併用することによって，比較的少量の新規薬で十分に治療可能であることがわかった。

3）新規薬による急性期治療は，

①急激な増量・大量投与・多剤併用を行わないこと

②有効量で十分時間をかけて観察すること

③効果が不十分の場合はすべての新規薬を単剤で順次試みること

④錐体外路症状・ディスフォリアをなるべく経験させないように治療すること

⑤救急・緊急の場面では治療目標をコミュニケーションがとれることや治療協力が得られることにおくこと

⑥新規薬の第1選択薬は副作用プロフィールで選ぶこと

などが重要であると考えられた。

文　献

1) Allen, M. H.：激越性精神病患者マネージメント法の進歩．臨床精神薬理, 3：1203-1210, 2000.

2) Chengappa, K. N., Levin, J., Ulrich, R. et al.：Impact of risperidone on seclusion and restraint at a state psychiatric hospital. Can. J. Psychiatry, 45：827-832, 2000.

3) Currier, G. W.：精神分裂病における抗精神病薬の鎮静作用（インタビュー）. Psychoses, 6：33-36, 2000.

4) Currier, G. W., Simpson, G. M.：Risperidone liquid concentrate and oral lorazepam versus intramuscular haloperidol and intramuscular lorazepam for treatment of psychotic agitation. J. Clin. Psychiatry, 62：153-157, 2001.

5) Glazer, W. M. and Ereshefsky, L.：A pharmacoeconomic model of outpatient antipsychotic therapy in "revolving door" schizophrenic patients. J. Clin. Psychiatry, 57：337-345, 1996.

6) 伊藤千裕, 岩淵健太郎, 佐藤光源：急性期精神分裂病のアルゴリズム．臨床精神薬理, 4：437-443, 2001.

7) Kane, J. M., Honigfeld, G., Singer, J. et al.：Clozapine for the treatment-resistant

schizophrenic. Arch. Gen. Psychiatry, 45：789-796, 1988.
8) Kasper, S.：精神分裂病の急性期治療—敵意, 攻撃性および鎮静—. 臨床精神薬理, 4：731-743, 2001.
9) 工藤 喬, 武田雅俊：短期効果の徹底比較—非定型抗精神病薬を用いた急性期治療. 臨床精神薬理, 5：155-165, 2002.
10) 松岡健平, 上島国利：精神分裂病治療における生活習慣病のコントロール—肥満・糖尿病治療を中心に—. 臨床精神薬理, 4：1473-1485, 2001.
11) 宮本聖也, Lieberman, J. A., 青葉安里：第二世代抗精神病薬による急性期治療のあり方. 臨床精神薬理, 4：1633-1641, 2001.
12) 三由幸治：Olanzapine により遅発性ジスキネジアが消失した精神分裂病の3症例. 臨床精神薬理, 5：577-580, 2002.
13) 諸川由実代：非定型抗精神病薬治療の世界的動向. 臨床精神薬理, 4：1615-1624, 2001.
14) 太田共夫：精神科救急における興奮患者に対する薬物療法. 臨床精神薬理, 4：1265-1272, 2001.
15) 田島 治：急性期の治療：状態像による治療. 分裂病の治療ガイドライン. 精神科治療学, 15(増刊号)：135-141, 2000.
16) 上田 均, 酒井明夫：Risperidone を使いこなす：従来薬から risperidone への切り換え：その1. 臨床精神薬理, 4：1351-1358, 2001.
17) 上田 均, 酒井明夫：Risperidone を使いこなす：従来薬から risperidone への切り換え：その2. 臨床精神薬理, 4：1463-1471, 2001.
18) 上田 均, 酒井明夫：Risperidone を使いこなす：従来薬から risperidone への切り換え：その3. 臨床精神薬理, 4：1575-1587, 2001.
19) 上田 均, 酒井明夫：Risperidone を使いこなす：Risperidone の副作用への対処. 臨床精神薬理, 5：221-234, 2002.
20) 上田 均, 酒井明夫：Risperidone を使いこなす：Risperidone を急性期に用いる：その1. 臨床精神薬理, 4：1027-1032, 2001.
21) 上田 均, 酒井明夫：Risperidone を使いこなす：Risperidone を急性期に用いる：その2. 臨床精神薬理, 4：1237-1243, 2001.
22) 上田 均, 酒井明夫：スイッチングとコンプライアンスの向上. 臨床精神薬理, 5：371-379, 2002.
23) Weiden, P. J., Scheifler, P. L., Diamond, R. J. et al.：抗精神病薬.新薬で変わる分裂病治療(藤井康男, 大野 裕), pp. 99-111, ライフ・サイエンス, 東京, 2001.

第3章

従来薬から risperidone への切り替え

本章では，従来薬から risperidone への切り替えについて述べる。まずは以下の点に注意しながら話を進めていきたい。

1）従来薬から risperidone に切り替えることで，いったいどんなメリットがあるのだろうか？
2）切り替え方法は？
3）切り替えに際して注意すべき点は？
4）切り替えによって精神症状が悪化することはないか？

最初に，risperidone を前薬からの切り替えで用いる場合，何が期待できるかについて考えてみたい。答えを先に言ってしまうと，①副作用の軽減，②服薬コンプライアンスの向上，③陰性症状の改善，④認知機能障害の改善，⑤抑うつの改善，⑥難治症状の改善，などが期待できるのである。

I．Risperidone への切り替えによって何がもたらされるか？

1．副作用の改善

Risperidone は従来薬に比べて副作用が少ないと言われている。はたして本当だろうか？ 少なくとも，われわれの経験した症例のなかでは，そうした傾向は確かに認められる。以下，従来薬から risperidone に切り替えることで，持続性の錐体外路症状や尿意喪失・尿失禁・頑固な便秘が改善した3例を示す。

［症例1］長期入院で，院内寛解状態であったが，社会復帰には全くといって良いほど消極的であった。従来薬を risperidone に切り替えて抗コリン薬を中止したところ，遅発性ジスキネジア・意欲低下・自閉が改善し，退院することができた症例。

67歳　男性　無職

　A県で出生。患者は父方の伯父のところに養子に行き，建築業をしていた養父母にB県で育てられた。高校卒業後，半年ぐらい水産品加工工場に勤めた。養父が破産した頃から精神的に不調となり，会社を欠勤するようになり，同僚に勧められてB県の精神病院に入院，電気けいれん療法を受けた。養父が死亡し，治療を中断して生家のあるA県に引き揚げてきた。その当時は徘徊があったが，次第に臥床しがちになり，ついにはほとんど寝たきりとなったため，洗面，食事，用便など全て実母が1人で世話をしてきた。1週間前家を改築するため仮小屋に移ったが，徘徊して近所から苦情が出たために，X－23年6月，当院に入院。X年4月から筆者が主治医となったが，すでに相当以前から院内寛解の状態であったと思われた。処方内容は，clocapramine 150 mg, profenamine 150 mg, picosulfate 7.5 mg であった。

　本人は退院には全く消極的で，できれば一生病院で暮らしたいとのことであった。かなり以前から遅発性ジスキネジアが認められていた。その軽減を目的として，7月から上記処方に tiapride 150 mg を追加したが，改善はなかった。8月，clocapramine を減量して，risperidone 2 mg を追加投与した。9月には clocapramine を中止し，profenamine を減量，11月には中止した。遅発性ジスキネジアは次第に改善し，12月にはほとんど目立たなくなった。また，11月からは便秘の軽減を目的に「行軍」（アルコール依存症患者を中心に行っている約1時間の速歩でのウォーキング）にも参加するようになった。相変わらず社会復帰には消極的だが，X＋1年1月から週2回院外作業にも出るようになった。9月には，会社を退職した実兄が本人を引き取りたいとの申し出があり，何度か兄宅に外泊を試み，X

第3章 従来薬からrisperidoneへの切り替え

	X年	7月	8月	9月	11月 行軍	X+1年1月 院外作業	X+2年3月退院
意欲低下・自閉							
遅発性ジスキネジア							
RIS					2mg		
Tiapride			150mg				
Clocapramine	150mg			75mg			
Profenamine	150mg				75mg		
Picosulfate	7.5mg						

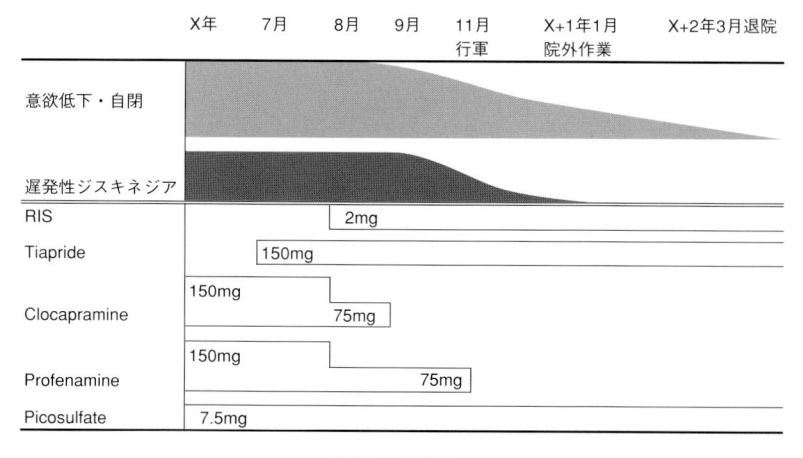

図1 症例1

+2年3月退院となった。現在，兄夫婦と同居し，共同作業所に週3回通所している。退院時処方は，risperidone 2 mg, tiapride 150 mg, picosulfate 7.5 mg である（図1）。

［症例1の考察］

長期入院症例。精神症状は安定し，院内寛解の状態であったが，長期間，従来薬と抗コリン薬が投与されていて遅発性ジスキネジアが認められた。ジスキネジアの改善を目的にtiaprideを追加投与したが無効であった。そこで，従来薬をrisperidoneに切り替えて抗コリン薬を中止したところ，遅発性ジスキネジアは改善し，意欲・行動面での改善もみられて，退院することができた。切り替え方法は，図1に示したように，前薬の減量とrisperidoneの投与を同時に行い，前薬を中止した後，抗コリン薬（profenamine）を減量・中止した。

［症例2］幻覚妄想状態で発症し10ヵ月間入院。退院後，長期にわたって，手指振戦・錐体外路症状（遅発性アカシジア？）が持続し，抗コリン薬，BZ系抗不安薬などで治療されたが改善しなかった。従来薬をrisperidoneに切り替えて

抗コリン薬を中止したところ，持続性錐体外路症状・感情鈍麻・自閉が改善した症例。

51歳　女性　無職

　A県で出生。理容学校卒業後，理容師として働き，18歳時に結婚，1児がある。1週間前から「皆が嫌だ。憎たらしい。苦しい」と言うようになった。それ以外は何を聞いても返事もしないで布団をかぶって寝ている。無理に聞こうとすると怒り出す。また，「死にたくなった。殺してくれ。夫と別れる」と言って泣き叫ぶ。X－23年2月母親と当院を受診し，考想察知，被害的内容の幻聴，思考途絶，嫉妬妄想，注察妄想などの症状が認められ，統合失調症の診断で入院となった。10ヵ月後，やや感情鈍麻が認められたが寛解状態で退院。以来規則的に外来通院していた。スーパーマーケット，食品加工場，郵便局などに勤めていた。X－12年頃から，じっとしていると「体がイライラ」してきたり，手が震えるという訴えが頻回にあり，biperiden の内服・筋注は無効のため，chlordiazepoxide などの抗不安薬を投与されていた。X－10年には「体のイライラ」や手指振戦のため仕事を辞め，通院以外はほとんど外出しなくなった。X年4月から，筆者が外来主治医になった。当時の処方内容は，haloperidol 6.75 mg，levomepromazine 75 mg，piroheptine 12 mg，medazepam 30 mg，酸化Mg 1.0 gであったが，時々イライラを訴え，lorazepam 0.5 mg を服用していた。X＋2年12月より，持続性錐体外路症状の軽減を目的に，haloperidol を risperidone 2 mg に置換し，levomepromazine を50 mg に減量した。X＋3年1月には piroheptine を中止。次第にイライラ・手指振戦が改善し，lorazepam の服用回数も減っていった。2月には medazepam も中止したが，イライラ・手指振戦は消失し，4月からは自宅近くの食堂で皿洗いのパートをするようになり，意欲・行動面での改善もみられるようになった（図2）。

　［症例2の考察］

　遅発性アカシジアが持続していたと考えられた症例。長期間，抗コリン

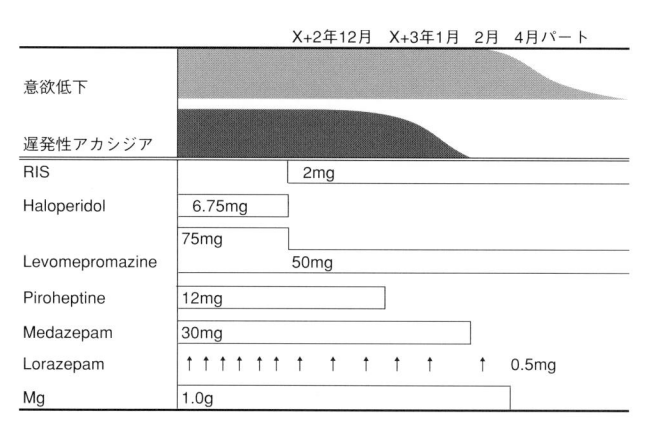

第3章 従来薬からrisperidoneへの切り替え　45

図2　症例2

薬の他に抗不安薬で対症的に治療されていたが持続的な改善は得られなかった。従来薬をrisperidoneに切り替えたところ，遅発性アカシジアが改善し，抗コリン薬・抗不安薬も中止することができた。さらに，長期間，外出することもあまりなかったが，パートとして働くようになるなど意欲・行動面での改善もみられた。切り替え方法は，図2に示したように，haloperidol（高力価薬）の中止，levomepromazine（低力価薬）の減量，risperidoneの投与を同時に行い，抗コリン薬，抗不安薬の順に中止した。Levomepromazineも中止したいところだが，患者本人が「あまり減らさないでほしい」と不安を訴えるため，50 mgのまま投与を続けている。

　従来薬をrisperidoneに切り替えるメリットの第1として，副作用が軽減されることが挙げられる。抗精神病薬の副作用といっても様々あるが，急性期治療においても慢性期治療においても錐体外路症状が最も頻度が高く，患者に与える苦痛や損失も大きいのではないだろうか。慢性期の錐体外路症状としては，パーキンソニズム，遅発性ジスキネジア，遅発性ジストニア，遅発性アカシジアなどが知られている。

遅発性ジスキネジアの機序はまだ十分に解明されていないが，高齢者や抗コリン薬の慢性的使用ではリスクが増大[17,37,46]し，急性錐体外路症状の発生率の低い薬物はリスクを減ず[23,37]させることが知られている。Risperidoneは，従来薬に比較して遅発性ジスキネジアの年間発生率が5,000～10,000分の1という報告[39]があり，症例1のように，すでに遅発性ジスキネジアを発症していても，低用量のrisperidoneが有効であるという報告[10]もある。

遅発性アカシジアは，薬物固定・減量時に出現し，急性アカシジアと同様，「じっとしていられない」という運動不穏を中心とした多彩な症状を呈し，ときに急性期症状の再燃と間違われたり，外出・運動によって増悪し，家で寝ていることが多くなるために，欠陥状態とみなされることもある[32]。われわれの知る限りでは，これまでrisperidoneが遅発性アカシジアに有効であったという報告はない。

症例1，2いずれにおいても，本人も家族も精神疾患の治療を継続するためには副作用は仕方のないこととあきらめていたが，従来薬をrisperidoneに切り替えて抗コリン薬を中止することで，不快な持続性錐体外路症状が改善し，意欲・行動面での改善も認められるようになった。われわれ精神科医は，これまで急性の錐体外路症状をみれば安易に抗コリン薬を使用し，持続性の錐体外路症状には複数の抗コリン薬や抗不安薬を使用したり，あるいはそういった症状そのものに無頓着であったり，仕方のないこととあきらめてしまったりということが多かったように思う。もちろんrisperidoneに切り替えることで全ての錐体外路症状が改善するわけではないし，切り替えは精神症状が落ち着いている患者に限られるが，持続性の錐体外路症状に対する根治療法の1つとして，今後は従来薬をrisperidoneに切り替えて抗コリン薬を中止する方法を勧めたい。Risperidoneには抗コリン作用はないが，6 mg/日以下ではhaloperidolに比較して錐体外路症状が少ない。この機序として，6 mg/日以下では$5-HT_{2A}$受容体占拠率の方がD_2受容体占拠率よりも高いことが考えられている。われわれ

はこれ以外にも，risperidone に切り替えることで，抗コリン薬を中止できること，抗精神病薬の大量投与が是正されることなどが持続性錐体外路症状の改善につながったと考えている．

［症例3］昏迷状態で発症，5回の入院歴がある．強迫症状が強く，比較的高用量の従来薬，抗コリン薬を投与されていた．従来薬を減量し，risperidone に切り替えていったところ，尿意喪失と尿失禁，頑固な便秘と下剤の使用による便失禁などが改善した症例．

<u>35歳　女性　無職</u>

A県で出生．母方の叔母が統合失調症の診断で，精神病院に入退院を繰り返している．先天性股関節脱臼があり，4歳時には知的障害が疑われていたが，社会性が身につくという理由で小学校は普通学級であった（就学時の検査では IQ＝70）．小学校，中学校では「いじめ」にあい，中学2年から肢体不自由児施設に併設された中学校に編入された．地元の高校に進学したが，やはり「いじめ」にあい，3年生で中退している．その後は在宅して共同作業所で働いていたが，X－15年7月，喋らない，水も食事も摂らない，徘徊する，しゃがみこんで動かなくなるという状態となり，緊張病性昏迷の診断で，B精神病院に入院．以来5回の入院歴があるが，2回目以後，特に3回目のX－6年の入院頃から，過食，体重へのこだわり，対人過敏，不安がみられ，母親への密着・依存を背景として情動不安定になることが多くなった．

X年6月，当院整形外科に，股関節脱臼，腰痛症で入院．B病院から当院精神科に紹介された．紹介時点の処方内容は，levomepromazine 180 mg, haloperidol 10 mg, biperiden 5 mg, promethazine 75 mg, 酸化Mg 1.0 g, flunitrazepam 2 mg, nitrazepam 10 mg, sennosides 72 mg, 大黄末 2.0 g であった．整形外科退院後も当院精神科への通院を希望したため，そのまま外来通院とした．その時点では，異常体験は消失していたが，同じことを何回も繰り返して話したり，確認するといった強迫症状が強く，体の震

え，尿意が感じられないための尿失禁（紙おむつを使用），頑固な便秘と大量の下剤による便失禁といった副作用が認められた。そのため10月から，haloperidol を 5 mg に減量し，risperidone 3 mg を追加した。12月には，強迫症状が改善し，尿意が感じられるようになり，おむつを使用しなくてもよくなった。さらに，risperidone を 6 mg に増量，levomepromazine を 75 mg に減量，promethazine を中止し，flunitrazepam，nitrazepam を estazolam 2 mg に置換し，sennosides を中止したところ，X＋1年1月には，以前に買った推理小説を辞書と首っ引きで読み始めたり，脱いだ衣服を自分でたたむといった意欲・行動面での改善も認められた。そこで，さらに，levomepromazine を50 mg に減量したところ，尿・便の失禁は全くなくなり，便秘も改善して大黄末も中止することができた。しかし，他人の言葉が全て気になる，何でも気になる，1日15回も体重計に上がるといった強迫症状が増悪したため，levomepromazine を75 mg に戻して経過をみている（図3）。

　［症例3の考察］
　因果関係は確定できないが，従来薬と抗コリン薬の多剤併用によると考えられる尿意喪失と尿失禁，さらに頑固な便秘と大量の下剤使用による便失禁に長期間悩まされていた症例である。前薬を risperidone に切り替えることにより（強迫症状の増悪によって完全切り替えはできないでいるが），尿失禁が改善して初めてそうした悩みがあったことを治療者にうち明けた。

　切り替え方法は，図3に示したように，haloperidol（高力価薬）の減量・中止，risperidone の投与開始・増量を同時に行い，その後，levomepromazine（低力価薬）を減量，抗コリン薬（promethazine）を中止した。さらに levomepromazine を減量したところ，強迫症状が再燃・増悪したため，再び増量した。切り替えがうまくいかなかった要因としては，levomepromazine や promethazine といった抗コリン作用が強い薬の減量・中止のペースが速すぎたことが考えられるため，今後はさらに慎重に十分時

	X年6月	10月	12月	X+1年1月	2月

強迫症状

尿意喪失・尿失禁

便秘・便失禁

RIS		6mg			
		3mg			
Haloperidol	10mg				
		5mg			
Levomepromazine	180mg		75mg		75mg
			50mg		
Biperiden	5mg		4mg		
Promethazine	75mg				
Flunitrazepam	2mg				
Nitrazepam	10mg				
Estazolam		2mg			
Sennosides	72mg				
大黄末	3.0g				
酸化Mg	1.0g				

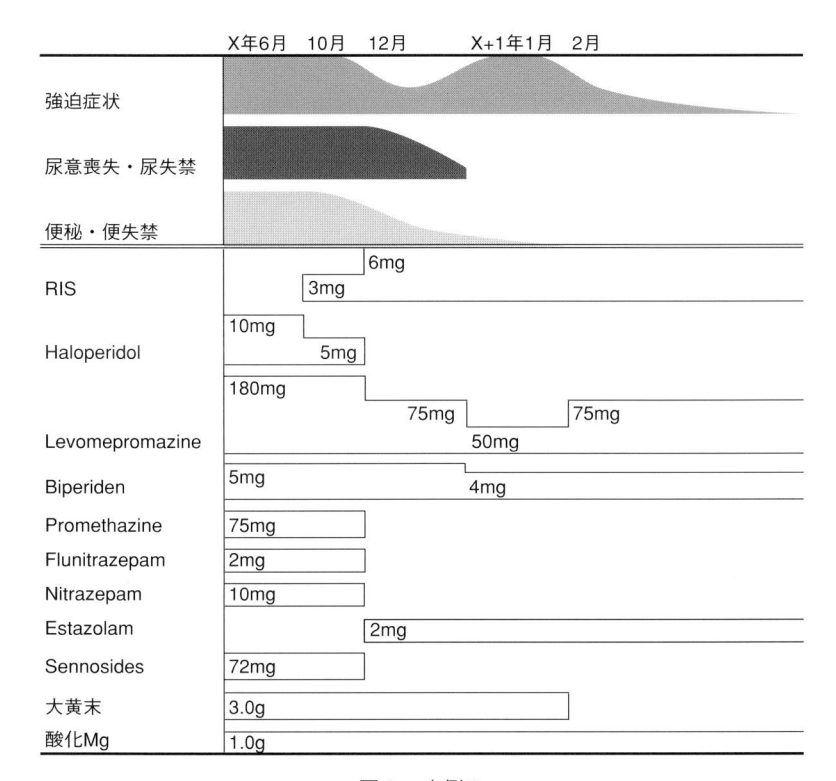

図3　症例3

間をかけて切り替えを行っていくつもりでいる。

　はじめに述べたようにrisperidoneは抗コリン作用を持っていないが，このことからどのようなメリット，デメリットがもたらされるかをここで考えてみたい．メリットとしては，便秘・尿閉（おそらく尿失禁も）・認知機能障害といった抗コリン性の副作用が改善したり，抗コリン薬が増悪因子となっている持続性の錐体外路症状が軽減すること，などが考えられる．デメリットとしては，急性アカシジアに代表される急性錐体外路症状が出現しやすく，用量を上げていくと錐体外路症状出現率が従来型の高力価薬（haloperidol）と同等になってしまうこと，抗コリン作用の強い抗精

神病薬からの切り替えが難しくなること，などが考えられる。しかし，ここに挙げたデメリットは治療者が risperidone の使い方に習熟すれば解決可能な問題であるし，そもそも維持療法に抗コリン作用は必要ない（どうしても必要なら少量加えればすむ）のではないだろうか？

　症例3の他にも，従来薬を risperidone に切り替えることによって，見違えるように表情が柔和になったり，歩行や構音がスムーズになったり，尿失禁があるため外出ができなかった患者が外出できるようになったりすることで，初めて治療者が副作用の存在に気づかされるということが多かった。持続性の錐体外路症状にも同じことが言えるが，われわれ精神科医はこうしたあまり表面化しない（患者があまり訴えない，目立たない）副作用について，もっと敏感になる必要があるように思う。

　症例1, 2, 3は，いずれも副作用が軽減することで，おそらく二次的に意欲・行動面での改善が認められ，院外作業やパートに出たり，読書をするようになったと考えられる。自発性・意欲の低下は統合失調症の陰性症状としてとらえられがちであるが，副作用が軽減することで，自発性・意欲の改善がもたらされる可能性があることを今更ながら実感させられた。

2．投与量を減らせば副作用は減少するとしても，再発する危険性も増すのだろうか？──副作用，コンプライアンス，再発，病名告知の問題

　[症例4] 幻覚妄想状態で発症後，幻聴・自我意識障害により手指切断，放火などの自傷他害行為が認められた症例。当院に紹介された時点では，異常体験は優勢ではなかったが，表情は硬く，疎通性・病識を欠きノンコンプライアンスのため従来薬とデポ剤を併用していた。従来薬を risperidone に切り替えることにより，めまいや動悸といった今まで訴えることがなかった副作用が消失し，疎通性が改善した。

　52歳　女性　無職

　A市で3人姉妹の第2子として出生。父親の仕事の関係から，小・中・高校はB市で生活し，その後他県に就職。X－30年，同じ職場の人と結

婚。出産で実家（C市）に戻ったが，X－28年頃から「死ね」等の幻聴が出現し，そのことが原因で離婚となった。X－23年11月，作為体験により自分の右第3，4，5手指を切断し，①C市の某精神病院に約7ヵ月間入院。退院後の通院は不規則であった。さらに自分の子供を叩いているのを親にとがめられ，カッとなって自宅に放火し，②X－20年4月，D病院精神科に14ヵ月間措置入院。その後も通院・服薬が不規則で病状が再燃し，③X－14年12月，D病院精神科に約4ヵ月入院。さらに④X－13年12月当院に約6ヵ月間入院。退院後は両親と同居し，外来通院していたがやはり服薬は不規則であった。X－7年頃から，父親の言うことをきかなくなり，台所や自室で独語がみられるようになった。X－6年7月，縦隔腫瘍のため，E病院外科に入院したが，病室で大声で意味不明のことを叫ぶため，4日間で退院となってしまった。⑤X－5年2月，縦隔腫瘍の検査・手術目的でD病院の外科，精神科に入院。その後高齢の両親と同居し，D病院精神科に通院していた。

　X年7月父親から保健所に「薬をのまない，金遣いが荒い，1日中独語があり，パーキンソン病で寝たきりの母親もおびえて不眠となっている」という内容の相談があり，X年8月，D病院より自宅に近い当院に紹介され，外来通院となった。紹介時の処方内容は，sulpiride 400 mg, propericy-azine 40 mg, biperiden 6 mg, sennosides 48 mg, fluphenazine decanoate（以下FPZ-D）25 mg/月であった。その後，2週間に一度規則的に通院。精神状態も比較的安定し，服薬コンプライアンスも良好の様子であった。拒否は認められないが，接触性・疎通性は不良で，診察室でも硬く冷たい印象を与え，問診にもほとんど一言，二言で答えるといった態度が続いた。X+1年6月から本人の希望で，brotizolam 0.25 mgを追加。7月よりFPZ-Dは6週に1回とした。さらに12月から処方を，risperidone 4 mg, biperiden 3 mgとし，X+2年1月からはrisperidone 3 mgに減量し，biperidenは中止した。薬が替わってから，「めまいや動悸がなくなり，とても体の調子がいい」と明るい表情で言うようになり，問

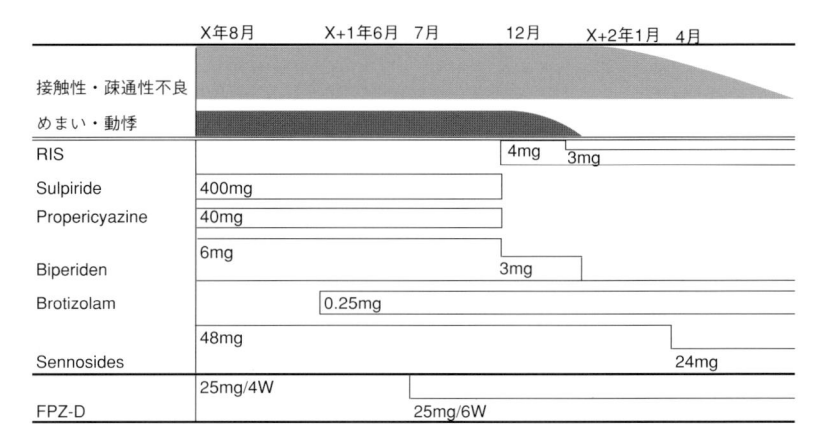

図4 症例4

われる前に家庭内の状況を自分から話すなど疎通性も幾分改善した印象がある（図4）。

［症例4の考察］

症例4では，病状が悪化した際に，自傷行為・放火などの非常に危険な行為が認められる可能性があるため，今後もデポ剤の併用は必要と思われるが，risperidoneにより副作用が軽減し，疎通性が改善したことにより，患者-医師関係が改善し，コンプライアンスの向上につながっていくのではないかと考えられる。

切り替え方法は，図4に示すように，risperidoneの投与開始と同時にsulpiride, propericyazineの中止，biperidenの減量を行ったが，前薬が比較的低用量で，FPZ-Dも併用していたせいかスムーズにrisperidoneに移行することができた。

統合失調症は，その発症や再燃の機序がまだまだ未解明の部分が多く，服薬していても再燃してしまう症例が数多く存在するが，ともかく服薬コンプライアンスを向上させることが再燃防止に寄与することは，唯一はっきりしていることではないだろうか。ノンコンプライアンスの要因として

は，副作用のため服用しにくいこと，患者に病識が乏しかったり，統合失調症の告知率が低かったりして服薬の必要性をよく理解していないこと，抗精神病薬を服用してもその効果が実感できないこと，など様々な要因が考えられる。

服薬ノンコンプライアンスは，外来患者で50～70％以上，入院患者でも11～19％といった，われわれ精神科医を震撼させるような報告[16]もある。服薬コンプライアンスを向上させることは，精神科医の重大な責務であると同時に腕の見せどころとも言えるかもしれない。対策はいろいろ考えられるが，①副作用をできるだけ減らして服用しやすくする，②投薬量・投薬回数・併用薬を減らす，③病名告知をして疾病に対する理解を促す（家族も含めて），などは精神科医が努力すれば可能なことのように思われる。

副作用を減らすことに関しては，前項でも述べたことの繰り返しになるが，われわれ精神科医は，目に見える見えないにかかわらず，副作用にもっと敏感になることから始めなければならない。

また，投与量・回数・併用薬を減らすことに関しては，筆者が精神科医になりたての頃に読んだ薬物療法に関する本の一節でずっと気になっていた箇所があるので引用する。

「しばしば患者は，退院後，処方が複雑というだけで中止してしまう。単純でしかも大事な原則は，1日1錠投与薬，特に就寝前投与に減らすことである。患者は，もし1日1回1錠のみの服用だと，『具合は悪くない』と感ずるものである。1日2回以上の規則的服薬を求められる患者はまずほとんど怠薬してしまう」[1]。

要するに維持療法の目標は，1日1回1錠投与におくべきで，それ以上の投薬量・回数では服薬コンプライアンスの向上は望めないということである。われわれにもこれまで，bromperidolやsulprideを就寝前1回1錠投与である程度の期間，維持していた症例が少数あったが，risperidoneを使うようになってから，そうした症例が格段に多くなったという実感が

ある。投与量を減らせば，副作用が減り，併用薬を減らしたり，投与回数を減らすことができる。しかし，投与量を減らしすぎると再発・再燃のリスクが増す。従来薬では，抗コリン薬の併用が不必要な低用量では，どうしても長期間維持することが困難であったように思う。もちろん前述したようにノンコンプライアンスの要因は，副作用や投与量・投与回数の問題だけではないので，こうした努力によっても100％の服薬コンプライアンスが得られるわけではなく，今後も症例4のように，デポ剤の併用が必要な場合もあると考えられる。そうした症例でも従来薬からrisperidoneへの切り替えが，副作用の軽減・患者-医師関係の改善につながり，さらにコンプライアンスの向上・再発防止へとつながっていく可能性があるのではないかと考えている。

　近年，世の中の趨勢は統合失調症に限らず病名告知を行うような方向になってきてはいるが，統合失調症の告知率は約18％で，1990年と1995年の調査ではほとんど同じ割合にとどまっているという報告[33]もあり，病名告知に関してはまだまだ慎重な意見[3,20,28,30,31]も存在する。統合失調症の病名告知は，もちろん「癌」と同様，安易に行われるべきものではないが，告知率をもっと上げていく必要があるのではないだろうか？　そもそも「treatableな慢性疾患（今やそういっても過言ではあるまい）」に，告知なしで患者に治療協力や服薬遵守を強いること自体，無理があるだろう。筆者が精神科医になりたての頃は，自分自身もまわりも統合失調症の告知はほとんど全くといっていいほど行わなかった。筆者自身は，特にrisperidoneを多く使うようになってから，病名を患者に告知する割合が増加したと考えている。Risperidoneを使用することによって，副作用や抑うつの軽減・意欲の改善がもたらされ，患者のQOLが改善して，「統合失調症はmiserable」といったイメージが払拭されつつあることがその要因であると思う。

　2002年，日本精神神経学会は，これまでの精神分裂病の名称を「統合失調症」に改めた。これは，患者・家族の長年の悲願であったと同時に，統

合失調症の治療可能性をこれまでより大幅に認めたことに他ならない。この病名変更を機会にわれわれの関連施設においては病名告知が，それまでとは比較にならない勢いで進んでいる。

3．陰性症状・認知機能障害の改善

［症例5］35年以上の長い病歴を有する症例。服薬コンプライアンスが不良で，これまで6回の入院歴がある。前薬を risperidone に切り替えたところ，自閉，支離滅裂や勘違いによる混乱・興奮などの認知機能障害，副作用（構音障害，歩行障害，流涎，便秘・便失禁，アキネジア）が改善し，社会復帰することができた。

<u>59歳　女性　無職</u>

A市で出生。妹が20歳時に自殺している。中学校卒業後様々な職に就いた。独身寮の炊事婦として働いていた20歳頃，ある会社の社長（B）にレイプされ，現在30歳代の1男がいる。X－33年10月 初診。数ヵ月前頃より，独語や空笑があり，前日他家に行きわけのわからぬことを言って興奮した。ぼんやりとして返事をしないこともあるし，まとまりのない話をしたりする。作為体験，滅裂思考が認められ，①約2年間入院。②X－30年，約2ヵ月間入院。

X－27年11月，「職場をなくしてやれ。お前は捨て子だ。どこそこにお前は泊まった。何々の着物を着て出かけた」といったことが聞こえてくるようになった。さらに人前で「20年前Bさんが私に睾丸を揉ませ，悪戯された。そのときの子供が今小学校3年生」と言ったりするため，③約2年6ヵ月入院。X－23年9月，「金は稼いでも自分たちのものだ」とか，「Dさん（本人）の子供のことは構わないで……皆にいじめられる」と聞こえてくる。「Bさんの母や妻や妾の子供が職場に来て何か言っている，邪魔している」と常に言う。母が否定しても受け入れない。④約3年間入院。X－19年8月，「声が聞こえる。職場で稼がせてやらないと（周りの人が）行動や指で示す。妾の子供が悪戯する」と言う。⑤約3年間入院。

その後通院していたが，服薬は不規則でときおり被害的内容の幻聴体験を訴えていた。掃除婦をして働いていた。X－2年4月,「職場に仕事を邪魔しにくる人がいて……。家にも人が入ってきて邪魔する」と訴えて長男と2人で受診。昨日も同じような状態で職場から帰されてきた。⑥約2年6ヵ月入院。

　入院中のX年4月から筆者が主治医になった。何を聞かれても返答の内容は支離滅裂で，入れ歯が合わないせいもあって言葉が非常に聞き取りにくく,「E（息子の名前）が，Eが来ない」ということのみ通じる。滅裂・浅薄・幼稚で，食事を無理に詰め込みむせることがあり，荒廃状態という印象を受けた。処方内容は，haloperidol 20 mg, propericyazine 150 mg, zotepine 100 mg, mazaticol 24 mg, biperiden 6 mg, estazolam 4 mg, sennosides 24 mg, アローゼン1.5 gであった。拒薬傾向が強いため，看護師がチョコレートを湯煎で溶かし，薬を混ぜて再び固めて服用させていた。下剤の副作用のため，ときおり便失禁があり，常に失禁していないかパンツを気にする，さらに汚れた下着を床頭台の引き出しに入れたままにする。毎日息子が来るとか来ないとかばかり言っており,「干していたパンツがなくなった，この頃息子が来ない」と言って混乱・興奮するが，同時に「早く退院して仕事をしたい」と言ったりして現実検討力がない。ささいなことでパニックになり，自分の状態や気持ちを他人に伝えられない。

　X＋1年3月より，副作用（構音障害，歩行障害，流涎，便秘・便失禁）の軽減を目的としてrisperidoneの使用を開始した。X＋1年6月にはrisperidone 6 mg, zotepine 50 mg, biperiden 2 mg（就寝時は前記と同じ）としたところ，前述の副作用が軽減し，興奮することも減少してきたため，長男から退院させたいという申し出があった。7月からは開放病棟に転室。退院に向けて，作業療法（調理，洗濯），SST（社会生活技能訓練），生活指導，看護師同伴での外出訓練，服薬指導（薬の自己管理訓練）を行った。しかし，何度指導しても薬をのみ忘れたり，逆に多くのんでしまったりする。また，ときどき流涎がみられ，じっと一点を凝視して

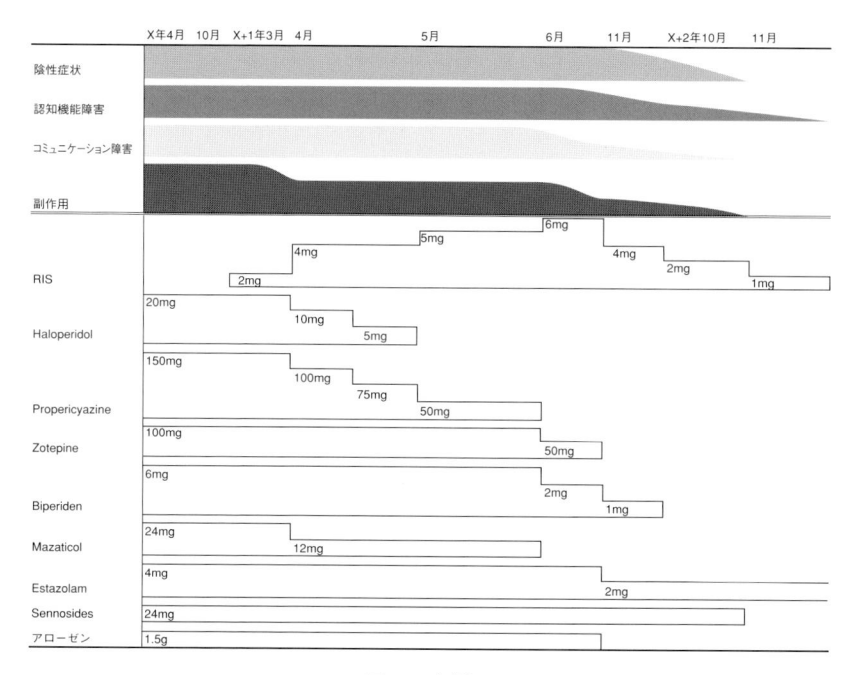

第 3 章　従来薬から risperidone への切り替え　57

図 5　症例 5

寝動状態になることがあるため，次第に投薬量を減量していった。

X＋1年11月，退院。退院時処方は risperidone 4 mg, estazolam 2 mg, biperiden 1 mg, sennosides 24 mg の就寝前 1 回投与であった。退院後は服薬・外来通院を規則的に行い，訪問看護を併用することで混乱・興奮は徐々に減少していった。自宅での生活にもかなり慣れてきたようだが，やはりときおり寡動状態となる。そのためさらに投薬量を減らし，risperidone 1 mg, estazolam 2 mg にしたところ，寡動状態もなくなり，コミュニケーションも比較的スムーズになり，掃除や洗濯なども自発的に行えるようになって，良好な状態を維持している（図 5）。

［症例 5 の考察］

長い病歴を有し，自閉，支離滅裂や勘違いによる混乱・興奮などの認知機能障害，副作用（構音障害，歩行障害，流涎，便秘・便失禁，アキネジ

ア），コンプライアンスの不良が認められた症例。大量投与・多剤併用の前薬を risperidone に切り替え，さらに減量したところ，陰性症状，認知機能障害，副作用が改善し，服薬コンプライアンスが向上した。切り替え方法は図5に示したように，risperidone を上乗せ投与し，高力価薬，低力価薬，抗コリン薬の順に長い時間をかけて切り替えた。本症例の陰性症状，認知機能障害には，長期間に及ぶ薬の大量投与・多剤併用による副作用が大きく影響していたと考えられた。

陰性症状とはいかなる症状か？　そもそも陰性症状に薬は効くのか？——こうした問題には以前から重大な関心が寄せられ，つねに議論されてきたが，ここでは陰性症状を Carpenter ら[7]にならって一次性，二次性に分けて考えてみたい。一次性陰性症状とは欠損症状（統合失調症を疾病と障害に分けて考えた場合の障害部分にあたる）で，もちろん治療抵抗性である。二次性陰性症状とは，①幻覚や妄想など活発な精神症状によってもたらされたもの（昔から言われる「豊かな自閉」に相当する），②錐体外路症状（アキネジア）による意欲や行動の自発性低下，③不安や抑うつによる，困惑，興味喪失，無関心，④低刺激（長期入院による施設症），⑤長期投薬による失感情症（受容体変化による），などである。

二次性陰性症状の中には，①，②，⑤のように薬物を替えたり調節すれば対処可能なものが含まれていることがわかる。症例5は，筆者が主治医となった頃は，他患者やスタッフとコミュニケーションをとることもなく，ほとんど1日中自室で過ごし，表情や行動・意欲の自発性は乏しく，一見まったくの荒廃状態であるかのような印象が強かった。しかし，長い時間をかけて大量投与・多剤併用の前薬を，低用量の risperidone に切り替えていったところ，意欲低下，自閉が徐々に改善していった。こうした経過を振り返ってみると，症例5が示していた陰性症状は，実は二次性陰性症状（特に，②錐体外路症状による意欲や行動の自発性低下）が高い割合を占めていたことがわかる。このように，陽性症状に対する効果がそれ

なりにあって，錐体外路症状が少なく，抑うつをもたらすことが少ない（後述），risperidoneは二次性陰性症状に有効であると考えられる。それに加えて，陽性症状と錐体外路症状の改善による間接効果の影響を差し引いても，risperidoneにはなお（一次性の）陰性症状に対する直接効果が認められるとする報告[6,26]もある。

　症例5はまた，支離滅裂で，自分の言いたいことがなかなか他者に伝えることができない，同じ言葉を常同的に繰り返し，自分でしまった物がなくなったとパニックに陥りやすい，など比較的重症の認知機能障害を示していた。統合失調症の認知機能障害は，前頭前野のドパミン活動性の低下が関係していると言われるように，陰性症状（欠損症状）と同様，疾病に起因した機序が想定されている[5,10]。しかし最近は，二次性陰性症状と同様，薬物に起因する「二次性の認知機能障害」ともいうべき状態が意外に多くの部分を占めているのではないかと推定されている[13]。症例5でも，低用量のrisperidoneに切り替えたところ，不十分ながら認知機能障害が改善した。

　副作用の改善と並行して認知機能障害が改善していった経過から考えると，症例5が示した認知機能障害は，陰性症状と同様に，「二次性の認知機能障害」が大きい部分を占めていたと考えられる。認知機能障害は，陰性症状と同様，抗精神病薬が効きにくい症状であり，抗精神病薬の大量投与や抗コリン薬との多剤併用ではかえって悪化することもしばしばある。Risperidoneは，認知機能に悪影響を与える抗コリン作用がないことに加え，5-HT_{2A}遮断作用によって認知機能に好影響を与えることを示唆する報告[18]がある。症例5で，risperidoneに切り替えたことによる陰性症状や認知機能障害の改善効果は，5-HT_{2A}遮断作用による直接的効果というよりは，大量投与や多剤併用が是正されることによる副作用の軽減にもとづく間接的効果が大きかったのではないかと考えられる。言い換えれば，症例5では，処方を減らしたり単純化したことによって，陰性症状や認知機能障害が改善を示したと考えられるのである。

藤井ら[13]が指摘するように，われわれ精神科医はこれまで，陽性症状を中心とした精神病症状の改善を重視するあまり，薬物が陰性症状や認知機能に与える影響をあまり考慮してこなかったと言えるかもしれない。前項の「副作用の改善」でも述べたように，われわれ精神科医は，陽性症状を改善するだけでなく，陰性症状や認知機能障害などの「患者自らが訴えることが少ない」症状に対しても今後は十分に配慮していかなければならないだろう。従来薬を risperidone に切り替えて，可能な限り減量することでこうした効果が得られるのである。

4．抑うつの改善

［症例6］幻覚妄想状態で発症した統合失調症初回エピソード症例。Haloperidol による治療で幻覚妄想状態は改善したが，維持療法中に抑うつ症状が出現した。Fluvoxamine を投与し，haloperidol を risperidone に切り替えたところ，抑うつ症状が改善した。その後，fluvoxamine を中止し，低用量の risperidone で維持しているが，陽性症状，抑うつ症状は再燃していない。

<u>25歳　女性　主婦</u>

A市で出生。高校卒業後，地元のデパートに勤務。X－1年結婚して，夫の勤務先であるB市に住んでいる。X－1年11月，B市の某医院で女児を出産。X年1月母親が本人に電話したところ支離滅裂な話をしていた。夫によると，1週間前から様子がおかしいと感じていたという。何かしきりに心配しているようで，食事もとらないで何も手につかずおろおろしている。そのため，2月某日，母親と当院を受診した。心配事について問うと，「大丈夫，大丈夫」とうなずきながら，「主人がどっかに行ってしまったらどうしようと思って……だって忙しいんだもの」と幼稚な話し方で答える。Haloperidol 3 mg，biperiden 3 mg，flunitrazepam 1 mg で治療を開始した。翌日夫と受診。最近夫の仕事が忙しく，朝帰りすることもあったという。

少し前から精神的に不安定で一晩中眠らないということもあった。当院

受診3日前，夫が朝帰宅すると，いつもは玄関の中に置いてある雪かきのスコップや防寒具が外に置いてあり，部屋の明かりを全部つけていた。「幽霊を見た」と言ったり，「実際とは違う人が変装して入れ替わっている。全部仕組まれている」といった言動があった。詳しく話を聞くと，X－1年5月に現在の借家に引っ越してから，誰かに見張られている感じが続いていた。隣の部屋から話し声が聞こえてきたり，「ミシッ」という音がしてトイレの回数を数えられているようにも感じた。自分の考えが誰かに伝わるような気がしたり，自分の目線を測られているようにも感じた。さらに実際には見えないが，部屋にレーザービームが張り巡らされ，それに触れると打たれてしまうようにも感じた。また，壺を見ると中に「お骨」が入っているようにも感じた。Haloperidol を 6 mg に増量。翌日は休日であったが，食事を全くとろうとしないために家族が救急外来を受診させ，点滴をしてもらった。

　1週間後外来受診。その時は実家にいたが，かなり落ち着き食事もとれるようになっていた。食事をとれなかった理由を問うと，以前トイレから人の手が出てきたらどうしようと考えたことがあったため，なるべくトイレに行かないように食べなかったと言う。夫が仕事で出かけている間は，本人と赤ん坊の2人になってしまうので，しばらく実家で暮らすことになった。その後は比較的順調に推移したが，3月の受診時に手指の振戦を訴えるため，錐体外路症状の軽減を目的として，haloperidol 3 mg, risperidone 2 mg, trihexyphenidyl 6 mg を処方した。4月の受診時には多弁，行為心迫，脱抑制などの躁状態が認められ，risperidone による有害作用と考え，risperidone を中止し，haloperidol を 6 mg に増量した。その後も軽躁状態で推移し，4月下旬より chlorpromazine 75 mg を追加した。

　X年8月頃から，次第に将来の不安や過去の異常体験の再燃をおそれる言動が目立ち，抑うつ的となってきたため，chlorpromazine を中止した。10月には「自分のせいでみんなに迷惑をかける」とさらに抑うつ的となった。精神病後抑うつと考え，fluvoxamine 50 mg を追加した。その後，抑

	X年2月	3月	4月	8月	10月	X+1年3月	7月	8月

陽性症状

躁状態

抑うつ状態

RIS			2mg					2mg
Haloperidol		6mg		6mg				
	3mg		3mg			4mg		
Chlorpromazine				75mg				
Biperiden	3mg							
Trihexyphenidyl			6mg			4mg		
Fluvoxamine						50mg	100mg	
Flunitrazepam	1mg							

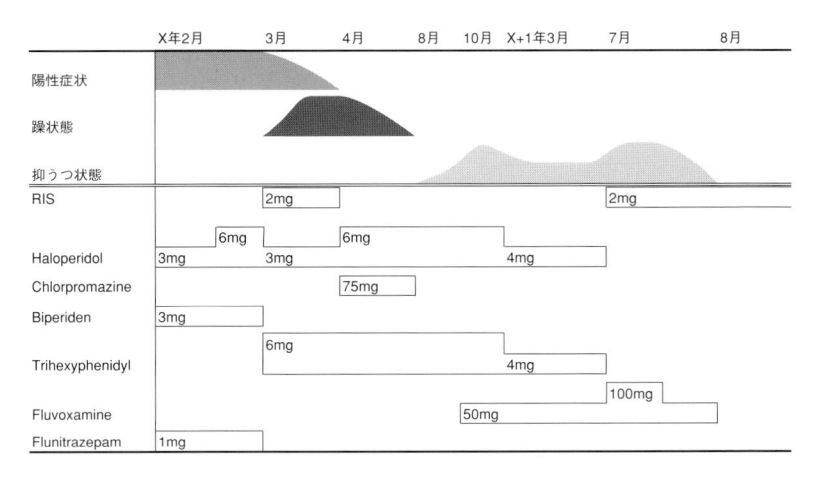

図6　症例6

うつ気分は改善したが，意欲低下が続き，X＋1年3月には haloperidol 4 mg, trihexyphenidyl 4 mg, fluvoxamine 50 mg に減量した。しかし，7月には再び抑うつ気分が再燃したため，haloperidol 4 mg を risperidone 2 mg に置換，trihexyphenidyl を中止し，fluvoxamine を100 mg に増量した。8月には抑うつ気分，意欲低下の訴えもなく，異常体験の再燃も認められないので，fluvoxamine を減量・中止し，risperidone 2 mg の就寝前1回投与で約1年間良好に経過している（図6）。

［症例6の考察］

精神病後抑うつを併発した症例。本症例は，fluvoxamine を併用しているため，risperidone が抑うつに奏効したかどうかは厳密には判断できない。しかし，haloperidol を risperidone に切り替えてから抑うつが改善したこと，fluvoxamine を中止しても抑うつが再燃していないことから，われわれは，fluvoxamine による改善効果以外にも，risperidone への切り替えが抑うつ症状の改善をもたらしたという印象を持っている。切り替え方法は，図6に示すように，前薬が低用量の高力価薬であったため，前薬，抗コリン薬の中止と同時に risperidone を投与した。

こうした抑うつは，実は持続性錐体外路症状や陰性症状，認知障害と同様，難治な症状と考えられる。理由としては，①原因・機序がはっきりしない，②症状をとらえにくい（興奮・幻覚・妄想などの陽性症状は家族によって発見されやすいが，抑うつは発見されにくい），③おとなしいのは陰性症状によるものという誤解を受けやすい，④治療も難しい（単純に抗うつ薬を投与してもいいものだろうか？　抗うつ薬によって精神症状が悪化することはないものだろうか？），⑤維持療法に必要不可欠な抗精神病薬の副作用——例えば，ディスフォリア（抗精神病薬を投与された直後に認められる抑うつ反応で，血中濃度の急激な上昇によって生じたアカシジアや過鎮静を背景にして起こると考えられている），過鎮静，アキネジアとしても出現しうる，などが挙げられる。

　しかも，統合失調症患者の約半数が自殺を試み，10％がそれに成功しているというデータ[27]が示すように，抑うつの合併率はそれだけ高い可能性がある（その全てが作為体験や異常体験によって起こるわけではないだろう。抑うつによる自殺も当然あるに違いない）。筆者自身も，症例6以外にも，抑うつが改善して初めてその存在に気づかされるというように，統合失調症患者の抑うつをこれまで過小評価してきたという反省がある。統合失調症の抑うつの治療には，抗うつ薬（最近は，陽性症状を悪化させる可能性が低く，抗コリン作用も弱いSSRIが推奨されている[25]）を併用することが基本であるが，risperidoneをはじめとする新規薬は，抑うつ症状を招きにくいと考えられている[34]し，副作用が軽減することによる治療効果も期待できる。従来薬からrisperidoneに切り替える意義は，ここにもあると言えるのではないだろうか。

　余談になるが，病歴にもあるように，症例6では約1年前にもrisperidoneへの切り替えを試みている。陽性症状改善後間もなく，患者に起こりうる変化についての説明を行わないまま，切り替えを行ったことが失敗の要因と考えられるが，当時はrisperidoneに切り替えたことで脱抑制が起こり，躁状態を招いたと考え，切り替えを断念した。双極性気分障害の

躁病エピソードにも積極的に risperidone を用いている現在では，そうした誤解は解消している。

5．難治症例に対する効果

［症例7］大量の抗精神病薬が処方されていたにもかかわらず，顕著な陽性症状が続いていた難治症例。大量の抗精神病薬を整理・減量していき，risperidone に切り替えたところ，幻聴，作為体験などの陽性症状や錐体外路症状が軽減・改善した。

<u>44歳　女性　主婦</u>

A市で出生。地元の高校卒業後，郵便局に就職。就職後すぐ（X－21年頃）に幻覚妄想状態で発症。①B病院精神科に6ヵ月入院。郵便局は病気が原因で退職した。その後はアルバイトをしながら，C神経科医院に通院していた。しかし，通院・服薬は不規則で，家族の目から見ても調子が悪そうな時期（顔貌が違う，空笑）が時々あったが，その都度父親が服薬させて落ち着かせていた。X－13年頃から幻聴が再燃したが，あまり気にしないようにしていた。生活の妨げにはならなかったが，読書の時にはあまり集中できなかったという。X－9年12月，気管支喘息でB病院内科に入院。向精神薬は，C神経科医院と同じ内容を規則的に継続していたが，ときおり空笑はみられたという。

X－8年1月より精神状態が悪化し，体が麻痺したように動けなくなった。また，看護師がわざと注射を痛く打つといった内容の被害妄想，断片的な幻視・幻聴・体感幻覚，注察妄想，思考吹入，思考途絶，周囲の変容感など多彩な精神症状が出現し，落ち着かず，食欲不振，頭痛，不眠，嘔気，嘔吐，過呼吸などもみられるようになり，苛立って看護師を叩いたりした。そのため，②B病院精神科に紹介となり任意入院となった。5月，寛解退院。X－3年，4歳年長の男性と結婚。B病院精神科通院はX－3年4月で中断していた。X－1年1月，子宮外妊娠の疑いで当院婦人科入院。妊娠中絶後から，突然大声で叫び，ベッド上で暴れ出し，diazepam，haloperidol，flunitrazepam 等を注射された．その後も，支離滅裂な言動や看護師への暴力がみられ，③当院精神科に紹介され，医療保護入院となった．

　入院中の X 年 4 月より筆者が主治医となった．「自分は宇宙人・外国人だ．ある男性（外人俳優）によって精神レイプされる．発狂しそうです．殺される．殺してください．薬が合わない」といった内容の訴え（これらが異常体験であるという病識はある程度有している）が絶えずみられ，表情は硬く，自閉的で臥床しがちであった．その時点の処方内容は，levomepromazine 150 mg，haloperidol 27 mg，bromperidol 18 mg，propericyazine 150 mg，sultopride 600 mg，biperiden 6 mg，promethazine 75 mg，タフマック E® 3 Cap，sennosides 24 mg，estazolam 4 mg であった．4 月下旬より，難治性の精神症状改善を期待して，上記に lithium 600 mg を追加したが，大きな改善はなかった．その後，投薬量を減量・整理していった．異常体験の訴えは相変わらずあったが，次第に臥床傾向は改善していき，話す内容や表情が次第に明るくなっていった．精神症状の改善のため ECT（電気けいれん療法）を行うことも検討したが，異常体験は相変わらず続いていても，本人があまり苦痛・苦悩を訴えなくなり，X 年 10 月退院となった．退院時処方は，bromperidol 18 mg，sultopride 600 mg，lithium 600 mg，biperiden 3 mg，trihexyphenidyl 6 mg，sennosides 24 mg，estazolam 4 mg であった．

　退院後，副作用（手の震え，午後 2 時頃から不快気分が起こる）の軽減を目的に，bromperidol，biperiden を減量した．さらに，新聞の記事を読んで，患者自身が risperidone への切り替えを望んだこともあり，X＋1 年 3 月より risperidone 2 mg を追加した．5 月には，体の震えの軽減を目的に，就寝前の estazolam を clonazepam に置換し，risperidone 8 mg，trihexyphenidyl 6 mg，lithium 600 mg，clonazepam 0.5 mg とした．「精神レイプ・異星人・悪魔に呪われる」といった奇妙で被害的な内容の幻聴は相変わらずあり，体が自分の意思どおり動かないため，1 人で買い物に行け

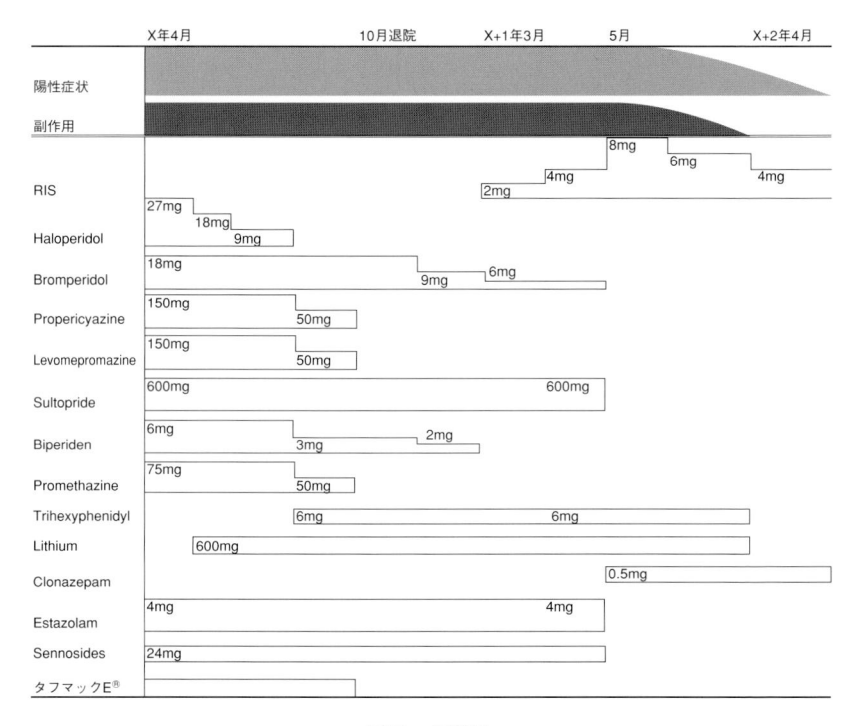

図7 症例7

ないといった訴えは続いていたが，薬が減ってからは比較的頭がはっきりしており，体も現在の方が楽だという。そのためさらに処方を整理していき，risperidone 4 mg，clonazepam 0.5 mg の就寝前1回投与としたところ，幻聴・妄想の内容が奇異さを減じ，近所の人から変に見られているのではないかといった現実的内容に変化した。さらに頻度も軽減し，買い物も1人で行けるようになった（図7）。

［症例7の考察］

大量の抗精神病薬が処方されていたにもかかわらず，奇妙で被害的内容の幻聴，作為体験が続いていたが，前薬を整理・減量していき，risperidone に切り替えたところ，幻聴の内容が現実的なものとなり，頻度も軽減し，作為体験，自閉が改善した。切り替え方法は，図7に示すように，

ゆっくりと時間をかけて行った。顕著な陽性症状が続いていて，前薬が大量かつ多剤併用であった割には比較的スムーズにいった。症例7でrisperidoneへの切り替えがうまくいった要因としては，患者にある程度の病識があり，患者自身が切り替えを望んでいたこと，もともと異常体験にもとづく行動化が少なかったことなどが考えられる。

　ここでいう難治症例とは，「過去5年間に化学構造の異なる3種類以上の抗精神病薬を1剤につきchlorpromazine換算で，1,000 mg以上を6週間以上投与されていても有意の改善がみられなかったもの」[24]といったように，十分な抗精神病薬を投与されていても陽性症状が残存している症例をいう。難治症例にはこれまで，「効かないのはD_2受容体遮断が足りないためだ」，あるいは「他の患者とは薬物の吸収・代謝が異なっているからだ」と考えて，抗精神病薬の大量投与や，「いずれは当たりが出るだろう」ということを期待して，抗精神病薬の多剤併用や，lithium, carbamazepineなどの他の向精神薬との組み合わせ処方等が行われてきた。しかし，それらの方法で改善した難治症例がどれだけあっただろうか？

　抗精神病薬の大量投与療法に関しては，抗精神病薬にも至適用量があり[22]，大量投与しても副作用だけが強く出現して，「百害あって一利なし」という報告[21]が趨勢のようであるし，抗精神病薬の多剤併用をよしとするのは日本だけの傾向のようだ。抗精神病薬と各種の向精神薬を組み合わせて使う「増強療法」も経験主義的で根拠に乏しく，最近では薬物相互作用が問題になり，できれば避けたい治療法とされるようになっている。こうした難治症例に対して，アメリカではclozapineが使われているようだが，日本で使えるようになるのはまだまだ先の話のようだ。

　Clozapineを使えないわれわれ日本の精神科医は，難治症状に対して座して待つしかないのだろうか？　しかし，治療抵抗性に対する効果をrisperidoneとclozapineで二重盲検法により比較した結果，改善効果に両者で有意差がなかったばかりか，risperidoneの方が効果発現が有意に速かったという興味深い報告[4]もある。また，抗精神病薬に対する非反応性

は，ノンコンプライアンス，不十分な薬物の吸収や代謝，または薬物の副作用によっても生じると考えられる[35]ことから，治療抵抗性には「見かけ上の難治」要因が占める割合が多いという可能性もある。これまで述べてきたように，少なくとも risperidone にはこうした，「見かけ上の難治」要因を改善する効果は大いに期待できるので，抗精神病薬の大量投与・多剤併用を減量・整理して，risperidone の単剤投与に慎重に切り替えてみる価値は十分にあると考えられる。

　従来薬から risperidone に切り替えることにより何がもたらされるか？を中心に述べてきた。要旨をまとめると，risperidone に切り替えることによって，①D_2と$5-HT_2$の拮抗作用，②抗コリン薬の減量・中止，③多剤併用と抗精神病薬の大量投与の是正，などが招来され，その結果，持続性の錐体外路症状，抗コリン系の副作用，大量投与による副作用を減らせることが明らかになった。副作用の軽減と処方内容の軽量化と単純化が図られれば，コンプライアンスの向上，維持効果を高めることができる。また，維持効果を高めるためには病名告知を促進していく必要があることについても述べた。さらに，切り替えによって，陰性症状，認知機能障害，抑うつ，難治症状などの精神症状の改善がもたらされる可能性があること，しかしこれらの改善効果は，大量投与や多剤併用が是正される結果，副作用が軽減することに起因する部分が大きいと考えられること，などについても言及した。

II. Risperidone に切り替えることによって投与回数や併用薬を減らすことができるだろうか？

　Risperidone への切り替えによって本当に併用薬や投与回数は減らすことができるのだろうか？　このことを検証する目的で，盛岡市立病院精神科外来における処方薬に関する調査を行ってみた。

　1）対象は，2001年1月1日～1月31日，1ヵ月間に盛岡市立病院精神

科外来を1回でも受診した患者（再来）のうち，筆者（上田）が主治医である統合失調症患者，71名（男：女＝17：54，平均年齢＝45.7歳）である。

　2）調査項目は，①抗精神病薬の投与剤数，平均投与回数，②抗コリン薬投与患者数，③従来薬投与患者数，投与回数，抗コリン薬併用率，④risperidone投与患者数，平均投与量，投与回数，抗コリン薬併用率，などである。

　3）結果

　①抗精神病薬の投与剤数は，1剤が最多で平均1.5剤，平均投与回数は，2.15回/日であった。

　②抗コリン薬を投与されている患者は，50名（70.4％）であった。

　③抗精神病薬のうち従来型のみを投与されている患者は，31名（男：女＝9：22，平均年齢＝45.6歳），投与回数は，2.42回/日，抗コリン薬投与患者は，28名（併用率＝90.3％）であった。

　④Risperidoneを投与されている患者は，40名（56.3％），平均投与量＝3.15 mg。そのうち抗精神病薬としてrisperidoneのみを投与されている患者は27名（平均投与量＝2.56 mg，男：女＝4：23，平均年齢＝44.0歳），投与回数は，1.59回/日，抗コリン薬投与患者は，11名（併用率＝40.7％）。抗精神病薬はrisperidoneのみで，1日1回投与を受けている患者は，15名（21.1％）であった。

　従来薬のみ投与されている群（non-RIS群）と，risperidoneのみ投与されている群（RIS群）に分けて，投与回数，抗コリン薬併用率を比較してみると（図8，図9），投与回数，抗コリン薬併用率，いずれも，non-RIS群よりRIS群が少ないという結果が得られた。ちなみに，統計処理を行った結果（統計処理を行うことが妥当かどうかの議論は棚上げすることにして），投与回数（t検定；$p=0.0006$），抗コリン薬併用率（χ^2検定；$p<0.0001$）ともに，統計学的な有意差が認められた。

　本調査は筆者の個人的な外来診療における成績であり，この結果に関与

図8　投与回数

図9　抗コリン薬併用率

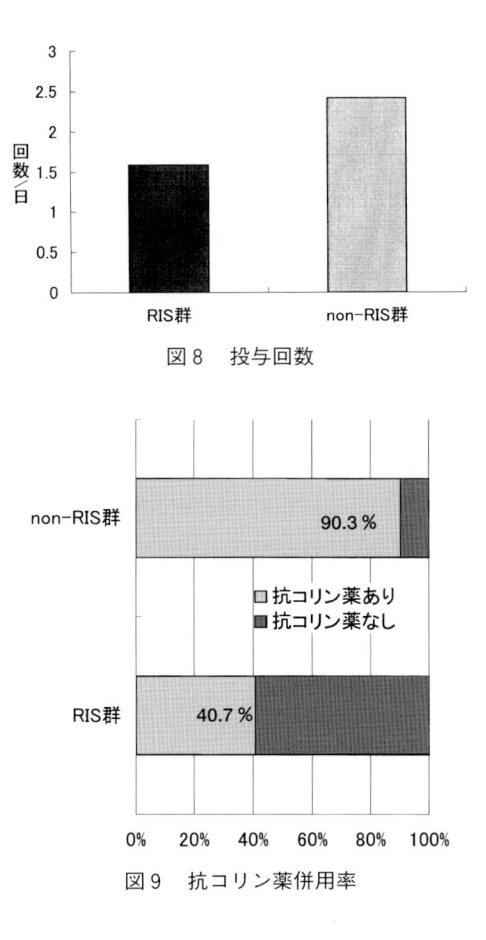

した要素も単純に同定はできないが，risperidone に切り替えることで，投与回数，抗コリン薬併用率を減らせる可能性が浮かび上がってくることは確かである。

Ⅲ．どういうときに切り替えを考えるべきか？

これまでの話で，risperidone への切り替えが，いくつかの貴重な恩恵をもたらすことを明らかにしてきた。では，具体的にはどういった臨床場面

で切り替えを考えれば良いのだろうか？　思いつくままに挙げてみると，①従来薬による治療で錐体外路症状を中心とした副作用が問題になっている場合，②陰性症状・認知機能障害・抑うつなど，従来薬があまり有効でない精神症状が問題になっている場合，③難治性（陽性）症状が問題になっている場合，④コンプライアンスを向上させたい場合，⑤患者や家族が新しい抗精神病薬への切り替えを強く望んでいる場合，⑥再発予防・外来維持効果を高めたい場合，などが考えられる。

1．錐体外路症状を中心とした副作用が問題になっている場合

　[症例8]　比較的高年齢（43歳）になってから，幻覚妄想状態が発症した症例。1回の幻覚妄想状態のエピソードの後，長期間外来通院していたが，構音障害（呂律が回らない），便秘などの副作用，表情が乏しく意欲が減退している状態が続いていた。前薬をrisperidoneに切り替えて減量したところ，副作用が改善し，表情も柔和になり，意欲面でも改善が認められた。

<u>57歳　女性　主婦</u>

　A町で出生。専門学校卒業後，呉服店などに勤め，24歳時結婚，1男2女がいる。X-12年，43歳頃から周囲が恐ろしく感じられ，自分の命が失われていくような気がしてきた。また，突然，嫌な内容（本人や家族を殺す）の幻聴が聞こえるようになり，元来温和な性格であるのにカッとなりやすくなったという。周囲に噂されているような感じがしたり，後をつけられるような気がしたり，力で押さえつけられたり，見られているような感じもあったという。そのためB総合病院内科に通院するようになった。幻聴，被害妄想はいったん改善したが，再び増悪し，専門治療が必要だという理由で，当院にX-11年2月紹介され，統合失調症の診断で外来治療を開始した。処方内容は，haloperidol 4.5 mg, propericyazine 30 mg, carpipramine 30 mg, profenamine 300 mg, 酸化Mg 1.0 gであった。3月にはbromperidol 6 mgが追加されたが，幻聴は完全には消失しなかった。5月には食欲不振，著明な脱力が出現し，5月から8月まで当院内

	X年4月	6月	X+1年2月	X+2年5月	10月	X+3年1月
意欲低下						
構音障害						
便秘						

RIS	2mg → 1mg
Bromperidol	6mg
Haloperidol	2mg → 1mg
Clocapramine	75mg → 25mg
Profenamine	12mg
Biperiden	3mg → 1mg
Metixene	30mg
チスタニン®	3T
エクスラーゼ®	3T
Idebenone	3T
Sennosides	24mg / 36mg

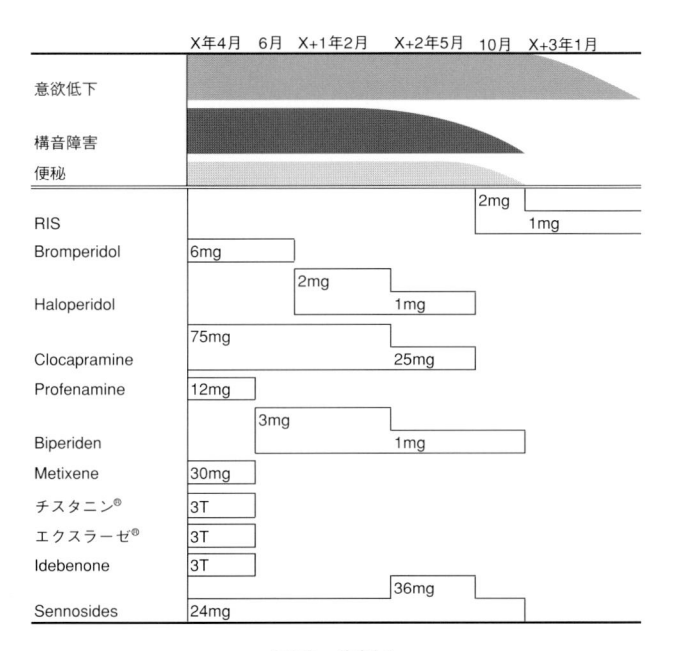

図10 症例8

科に入院した。その後は規則的に外来通院し，ときおり，食欲不振や倦怠感，意欲低下の訴えはあったものの，幻覚・妄想は消失し，精神的にも身体的にも大きく調子を崩すことなく推移した。

X年4月より筆者（上田）が外来担当医となった。その時点での処方は，bromperidol 6 mg，clocapramine 75 mg，profenamine 300 mg，metixene 15 mg，チスタニン® 3 T，エクスラーゼ® 3 C，idebenone 3 T，sennosides 24 mg で，不眠時に nitrazepam 10 mg が投与されていた。幻聴，被害関係妄想は消失していたが，構音障害（呂律が回らない）が認められた。そのため，6月から処方を，bromperidol 6 mg，clocapramine 75 mg，biperiden 3 mg，sennosides 24 mg に整理したが，相変わらず呂律が回らない状態が続き，X＋1年2月には bromperidol 6 mg を haloperidol 2 mg に変更した。それでも，頑固な便秘，構音障害，表情が乏しく意欲が減退している状態が続いていたため，X＋2年5月には，haloperidol 1 mg, clocapramine 25 mg, biperiden 1 mg, sennosides 36 mg の就寝前1回投与に変更した。さらに，10月には，risperidone 2 mg, biperiden 1 mg, sennosides 24 mg としたところ，便秘や構音障害が改善し，表情もやや柔和になった印象があり，X＋3年1月から risperidone 1 mg の就寝前1回投与にして経過をみているが，幻覚・妄想の再燃はなく，前述の副作用もほとんど消失し，日常の出来事などを積極的に話すようになり，良好な状態を維持している（図10）。

［症例8の考察］

　従来薬を risperidone に切り替え，減量することによって，構音障害，便秘などの副作用が改善し，精神症状の再燃もなく，良好な状態を維持している症例。Risperidone への切り替え前に，従来薬を減量したこと，陽性症状・急性期症状が消失していたことなどが，切り替えをスムーズにした要因と考えられる。

　この他に，本章症例1（遅発性ジスキネジア・意欲低下・自閉が改善して，25年ぶりに退院できた症例），症例2（遅発性アカシジア・感情鈍麻・自閉が改善した外来症例），症例3（尿意喪失と尿失禁，頑固な便秘と下剤の使用による便失禁などが改善した外来症例）も，risperidone に切り替えることによって，錐体外路症状を中心とした副作用の改善がもたらされて，患者のQOLが向上した症例にあたる。どの症例も，結果としては，risperidone に切り替えたところ，副作用が改善して精神症状の再燃・増悪もなく，めでたし，めでたしということになるが，切り替えにはもちろんいくつかのリスクが伴う。たとえば，せっかく，わずかな副作用が認められるだけで安定していた患者が，切り替えの途中で精神症状が悪化することも考えられる。こうした問題への対策については，後述する。

　ともあれ，このように，副作用が改善して患者のQOLが向上する理由としては，①risperidone による直接的作用，②抗精神病薬の減量によるもの，③抗コリン薬をはじめとした併用薬の減量・中止によるもの，などが考えられるが，②抗精神病薬の減量，③併用薬の減量・中止が寄与する

割合が大きいことはすでに述べた。こうした問題によって,副作用に苦しんでいる症例があったら(実は驚くほど多いが),従来薬から risperidone に切り替えて,さらに減量して,併用薬も減量・中止することを考慮すべきである。さらに,副作用の改善は精神症状の改善にもつながる。

2. 陰性症状・認知機能障害・抑うつなど,従来薬があまり有効でない精神症状がある場合

[症例9] 服薬中断によって病状が再燃し,従来薬により治療したが,抑うつ症状・一過性の錐体外路症状が出現し,従来薬を risperidone に切り替えることで,抑うつ症状,錐体外路症状が改善した症例。

32歳　女性　主婦

A県出身。他県の芸術大学に進学,卒業後もアルバイトをしながら絵画の勉強をしていた。X－7年4月(23歳時),精神運動興奮,衒奇症,憑依体験などの精神症状が出現,鉄道の線路上を歩いているところを警察に保護され,B大学病院で治療を受けた後,当院に紹介となり,約6ヵ月間入院した。X－5年2月まで当院に通院していたが,その後他県に転居し,詳細不明ながらC病院精神科に通院していたという。X－1年,A県出身者と結婚。妊娠して「幻覚症状や恐ろしい夢」をみるようになったが,精神科の薬をのむとその症状がかえって悪くなるような気がした。そのため,以前から知り合いであった「気功の先生」に相談したところ,薬をやめるように指示されたため,通院服薬を中断した。X年3月夫の仕事の都合でD市に転居,4月初め,市内の某産婦人科医院で出産したが,「良くないことが起こる」と言って興奮し,夜中に勝手に退院してしまった。

翌日家族と当院を受診したが,診察室でも「天照大神」の札を持ち,急に奇声を発して床に倒れ込むといった著しい興奮状態が認められ,医療保護入院となった。入院後も精神運動興奮が続き,服薬を拒否するため,頻回に haloperidol や haloperidol decanoate (HP–D) の筋注を行った。その

第3章　従来薬から risperidone への切り替え　75

```
              X年6月        X+1年4月 9月   12月   X+2年1月 5月
抑うつ状態
アカシジア
RIS                         2mg
                                                        1mg
Bromperidol    6mg
Biperiden      2mg
                                    1mg
```

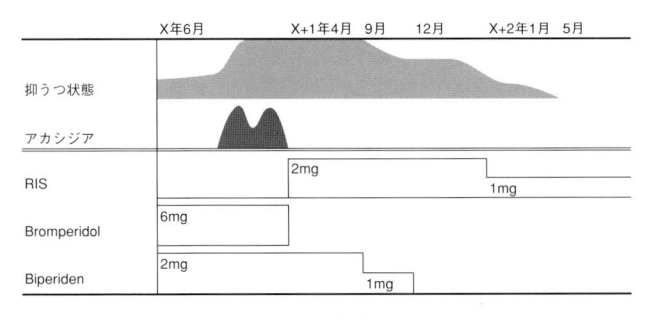

図11　症例9

後どうにか服薬するようになったが，精神状態は不安定であった。しかし，育児が大変なので退院させたいという家族の希望により，約2ヵ月で退院となった。退院時処方は bromperidol 6 mg，biperiden 2 mg で，精神症状は次第に安定していったが，そのうち「頭が上手く回転しない，感情が元のように生き生きしない，音楽を聴いても感動がない，うつの状態です」と強く訴えるようになった。その後，足がばたつく，ムズムズするといったアカシジア様の訴えもみられるようになったため，副作用の軽減を目的として bromperidol を risperidone に切り替えていった。現在は risperidone 1 mg の就寝前投与で，本人も以前のような生き生きした感情が戻ってきたと言い，精神症状の再燃もみられず良好なコンプライアンスを維持している（図11）。

［症例9の考察］

服薬中断によって病状が再燃し，従来薬により治療したが，抑うつ症状・錐体外路症状（抑うつ症状・不快気分のため，服薬が不規則になって出現したと思われる）が出現し，risperidone に切り替えることで改善した。比較的少量の高力価抗精神病薬で治療していたため，切り替えはスムーズに行われた。Risperidone に切り替えることによって，抑うつ・不快気分・錐体外路症状が改善し，良好なコンプライアンスが得られるようになった。

本章で提示した，症例5（35年以上の長い病歴を有し，荒廃状態と思わ

れた症例），症例6（維持療法中に，抑うつ症状が出現した統合失調症初回エピソード症例）も，risperidoneに切り替えることによって，陰性症状・認知機能障害・抑うつなどの改善がもたらされた症例であった。以前にも述べたが，従来薬があまり有効ではない精神症状は，risperidoneに切り替えることによって改善する可能性がある。その機序としては，①risperidoneに抗コリン作用がないこと，②5-HT_{2A}遮断作用があること，さらに，気分安定特性については，③$α_2$遮断作用の関与も想定されている[2]こと，などによる直接的効果も考えられるが，副作用の改善と同様，抗精神病薬の大量投与や多剤併用が是正されることによる，間接的効果が大きな要因であったと思われる。こうした陰性症状や認知機能障害，抑うつなどの精神症状で苦しんでいる症例があったら（これらの精神症状は，患者自らがあまり訴えない場合が多い），従来薬からrisperidoneに切り替えて，さらに減量して，併用薬も減量・中止することを考慮すべきである。

3．難治性（陽性）症状が問題になっている場合

［症例10］幻聴・自我意識障害などの陽性症状が持続し，従来薬の大量・多剤併用による慢性便秘・頻発する麻痺性イレウスで苦しんでいた入院症例。Risperidoneに切り替えることによって，頻回の麻痺性イレウスは改善し，幻聴の内容は軽減したが，自我意識障害はあまり改善していない。

<u>44歳　男性　無職</u>

A県で出生。地元の工業高校卒業後，住宅会社に3年勤め，学校の用務員として17年間勤めた。X-8年頃より対人関係を気にするようになった。X-7年3月頃より被害的内容の幻聴が出現し，不眠がちとなり仕事を休むようになった。そのため，4月，B精神病院を受診した。その1週間後，今度はC病院精神科を受診し，外来通院となったが，X-6年2月を最後に通院を中断した。X-5年11月頃より入浴しなくなり，食事も不規則になってきた。12月初旬より仕事を休むようになり，周囲を気にした

り，空笑もみられるようになってきた。そのため12月中旬，D病院精神科受診。幻聴，被害関係妄想，作為体験，体感幻覚，不眠が認められ，外来通院となった。幻聴，被害関係妄想は次第に消失したが，自我意識障害，強迫行為（入浴中何回も体を洗う，いつまでもタオルを洗ったり，歯を磨いたりする），意欲の減退，無為な生活態度などがみられていたという。X－3年1月初め，ほとんど食事をとらないということで，D病院に入院となったが，嘔吐などのイレウス症状がみられ，1月中旬，C病院精神科に転院。点滴等の治療によりイレウスは改善したが，次第に幻聴，体感幻覚が再燃した。その後，入院中の8月にもイレウスとなった。その頃には陽性症状は減弱していたが，無為・自閉的な生活が続き，10月，家族の希望で当院に転院となった。

　当院に入院後も何回かイレウスを併発したが，幻聴，作為体験，強迫症状のため，抗精神病薬を減量できないでいた。X年4月より筆者（上田）が主治医となったが，その時点での処方はhaloperidol 18 mg, bromperidol 18 mg, sulpiride 1200 mg, bromazepam 15 mg, amantadine 300 mg, promethazine 150 mg, pantethine 600 mg, ranitidine HCl 225 mg, distigmine bromide 3 T, アセナリン®（cisapride）1.0 g, phenytoin 250 mg, 大建中湯 7.5 g, estazolam 2 mg, sennosides 72 mgであり，その他毎日30～50滴のラキソベロン液を服用していた。大量の抗精神病薬によると思われるふらつきが著明で，転倒してしまうことが多かった。そのため処方を整理し，X年7月には，bromperidol 18 mg, sultopride 1200 mg, biperiden 3 mg, リサモール®（cisapride）3 T, estazolam 2 mg, sennosides 48 mgとした。ふらつきは改善したが，作為体験，幻聴，便秘は改善せず，精神症状と便秘の改善を目的に，9月からrisperidone 2 mgを上乗せ投与した。X＋1年6月には，risperidone 12 mg, biperiden 3 mg, リサモール® 3 T, estazolam 2 mg, sennosides 48 mgとした。

　作為体験，幻聴は相変わらず続いていたが，行動化がみられず，臥床しがちの日常生活の改善を目的に，7月，開放病棟に転室したが，1ヵ月後

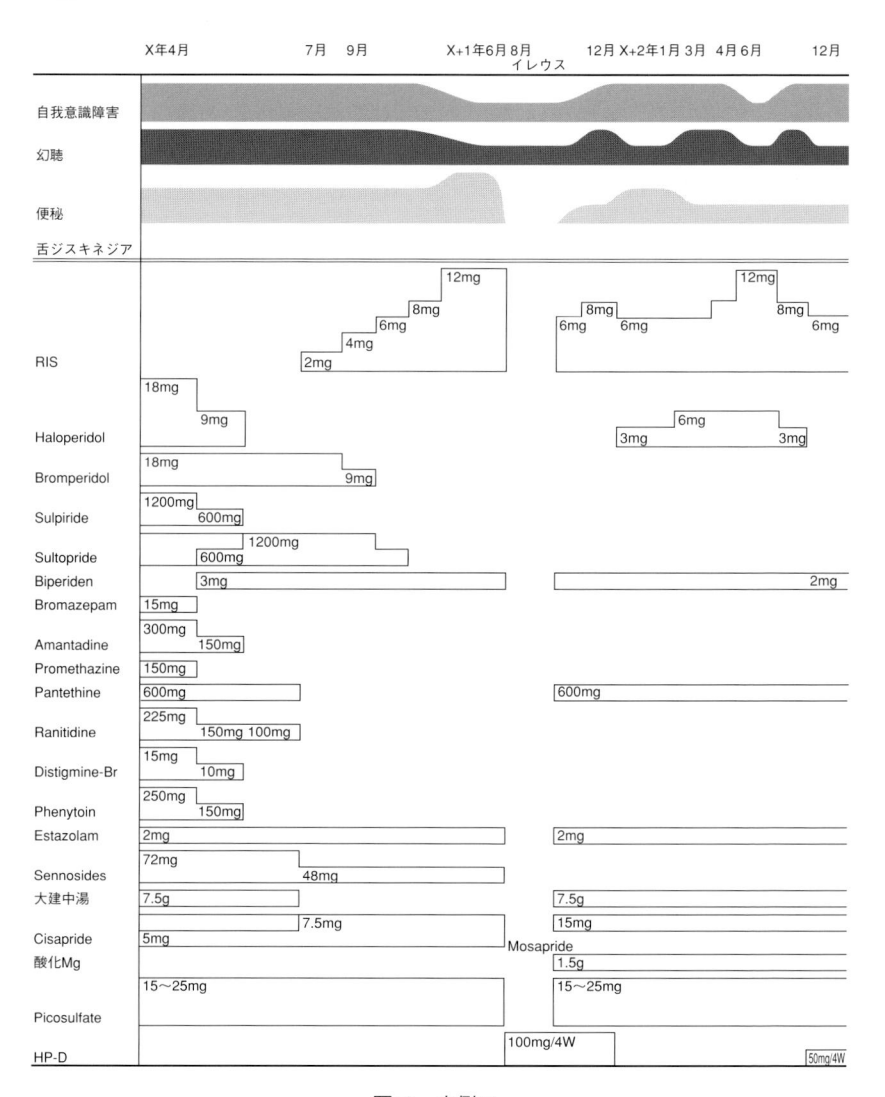

図12 症例10

に再びイレウスとなり，経口投与不能となった。そのため，投薬を中止し，HP-D 100 mg を使用し，閉鎖病棟に転室した。8月，多弁で落ち着かなくなり，haloperidolを筋注したりということはあったが，イレウス

が改善したため，risperidone 6 mg，biperiden 3 mg，estazolam 2 mg を再開した（その他内科から，pantethine 600 mg，酸化 Mg 1.5 g，大建中湯 7.5 g，mosapride 15 mg）。9月より再び開放病棟に転室。12月まで HP-D 100 mg/月で継続したが，「動作を止める声」が聞こえてつらいということで，就寝前に risperidone 2 mg を追加，計 8 mg/日とした。X+2 年 1 月には，作為体験により首を後屈させながら徘徊することが頻回にみられ，何回か haloperidol を筋注した。

その後，流涎が認められるようになり，就寝前の risperidone 2 mg を中止し，haloperidol 3 mg を追加した。1 月下旬から再びイレウス傾向となったが，服薬を中止することなく改善した。その後やはり「体が動かされる」という訴えが強く，3 月から haloperidol を 6 mg に増量した。4 月から risperidone も増量し，6 月には 12 mg としたが，精神症状が改善しないため，抗精神病薬の増量は無効と判断して，haloperidol 3 mg に減量し，次いで risperidone も 8 mg に減量した。12 月には risperidone 6 mg，biperiden 2 mg としたが，「動きが止められる」症状の他に「死ね，殺す，動くな」という幻聴も出現するようになり，12 月下旬から再び HP-D 50 mg/月を併用している。作為体験は消失していないが，首を後屈させて徘徊するといった異常行動は消失した。幻聴も消失していないが，「死ね，殺す」といった殺伐とした内容ではなく，「動くな」という程度のものだという。便秘傾向は続いているが，なんとかイレウスにはならずにいる（図12）。

［症例10の考察］
従来薬を risperidone に切り替えることによって，頻発する麻痺性イレウスが改善し，幻聴の内容は軽減したが，自我意識障害はあまり改善しなかった症例。難治性の精神症状はやや改善した程度だが，副作用（便秘・イレウス）の軽減という意味では切り替える価値があったと思われる。

この症例の他に，症例 7（大量の抗精神病薬が処方されていたにもかかわらず，顕著な陽性症状が続いていた症例）も，難治症例にあたる。どち

らの症例も抗精神病薬の大量投与・多剤投与を減量・整理して，risperidone に慎重に切り替えたところ，錐体外路症状・麻痺性イレウスなどの副作用は改善したものの，症例10では幻聴・自我意識障害が，症例7では幻聴・妄想が持続している。どちらも難治症状は完全に消失してはいないが，症例10では，幻聴の内容が「死ね，殺す」といった殺伐としたものではなく，「動くな」という単なる命令する内容になり，症例7では，奇妙で被害的な内容の幻聴が奇異さを減じ，「近所の人から変に見られているのではないか」といった現実的内容に変化した。

　このように，難治症例というからにはその精神症状はまさに難治で，risperidone への切り替えを行っても完全な精神症状の改善が得られるとは限らない。しかし，前述したように，抗精神病薬の大量投与・多剤併用を減量・整理して，risperidone に切り替えることによって，コンプライアンス不良や薬物の副作用といった，「見かけ上の難治」要因を改善する可能性は大いにある。したがって難治症例に対しても，risperidone に切り替えて，可能なら，さらに減量することを考慮すべきである。Risperidone への切り替えによっても改善しない場合は，大量投与・多剤併用を避けて，quetiapine, olanzapine, perospirone などの，他の新規薬を順次試してみるべきだろう。ただ，従来薬でも新規薬でも，抗精神病薬の大量投与・多剤併用に利するところは何一つないことは，前述したとおりである。

　症例10はその後，quetiapine, olanzapine, それぞれ単剤へのスイッチングを行ったが，精神症状は改善しなかった。しかし，perospirone 単剤 (28 mg) に切り替えたところ，難治性陽性症状・抗コリン性副作用が短期間で劇的に改善した。詳細は，筆者（上田）の症例報告「難治性陽性症状に perospirone が奏効した1例」（臨床精神薬理．vol. 5（増刊）：391-395, 2002）をご覧いただきたい。

4．コンプライアンスを向上させたい場合

［症例11］発病以来，連合弛緩が続いている症例。連合弛緩以外の精神症状が乏しいこともあって，本人も家族も疾病という認識が乏しく，服薬を中断した。従来薬を risperidone に切り替え，病名告知を行うことで，良好なコンプライアンスが得られるようになった症例。

<u>40歳　女性　無職</u>

　A市で出生。地元の高校卒業後，バレーボールの選手として他県のサービス業の会社に就職。3年後（X－18年頃），親の勧めに従って，帰郷。アルバイトなどをしながら家の手伝いをしていた。X－12年頃から，話している内容にまとまりがなくなり，違う話題に話が飛ぶようになった。さいなことにこだわってみたり，同じことを何度も人に問いただしたりして次第に自分で苛立ってくるようにもなった。また，夜間2～3時間外出するようにもなり，どこに行くのか聞いてもろくに答えないということが何回もあった。X－6年，独り言が多くなり，本人，家族も心配するようになった。「何で本家の人はあんなに古い家に住んでいるのかわからない」とか，「知人が本人の衣服の裾を引っ張ったりするのが何故なのかわからない，車を運転しているとき何のために運転しているのかわからない」，などの疑問が次々に起こり，考え出すと止まらない。そのため疲れて頭痛がひどく，ものが覚えられないということで，X－6年8月，B病院精神科に母親と受診，外来通院となった。外来通院中は上記の愁訴も次第になくなってきたが，X－4年4月で通院を中断した（本人も家族も良くなったと思ったのでやめたという）。中断時の処方内容は，bromperidol 3 mg, biperiden 3 mg, flunitrazepam 1 mg, cloxazolam 2 mg, eperisone HCl（ミオナール®）150 mg であった。X－5年からX－2年5月頃まで電車の車両掃除をしていた。X－4年，見合い結婚したが1年半程で離婚してしまった。

　X年1月，糖尿病のため当院内科に入院。話が通じにくく，精神科に通院歴もあるらしいということで，その日のうちに精神科に紹介となった。

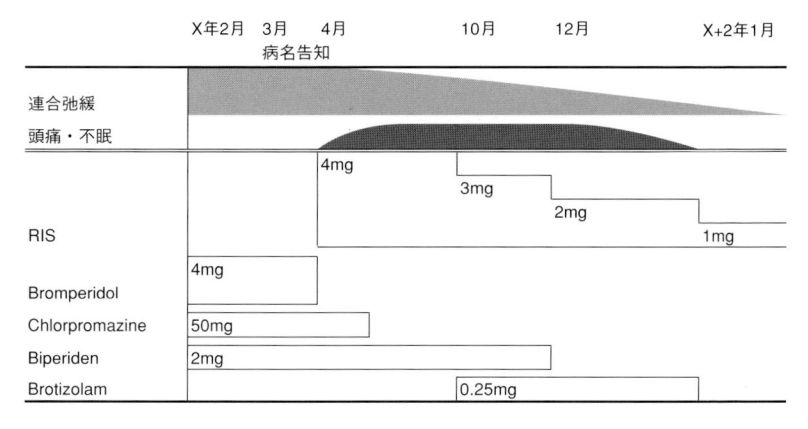

図13　症例11

上記の病歴が判明して，内科入院のまま，bromperidol 3 mg, biperiden 2 mg で治療開始した．そのうち次第に多弁となり，他の入院患者におかしなことを言ったりする，勝手に売店からパンを買ってきて食べたりするため，血糖のコントロールも難しくなり，内科医より精神科転室の打診があった．本人，家族の同意を得て，X年2月，任意入院となった．精神科入院後，お菓子を詰所で預かる件で怒り出し，退院要求があった．家族に連絡を取ろうとしたが電話が通じず，そのうち次第に興奮が激しくなり，食事を搬入する目的で開放した病棟のドアから出ようとした．それを止めようとした看護師を蹴ったり，さらには近くにいた他患者の頭を殴ったりするため，やむなく haloperidol, levomepromazine を筋注して隔離室に収容した．翌日，家族と連絡が取れ，話し合いの結果，退院となった．退院時処方は，bromperidol 4 mg, biperiden 2 mg, chlorpromazine 50 mg で，定期的に外来通院するようになった．

3月，家族と受診し，「薬をのむと少し眠く，体が痛い」「どうして薬をのまなければならないのか」と言う．連合弛緩という症状があること，病名としては統合失調症が最も考えられること，病状の再燃防止のために薬を服用する必要があることを，2回の通院時に分けて，十分時間をかけて

説明した．また，bromperidol を risperidone 4 mg に置換した．4月にはパン工場に勤めはじめた．やや連合弛緩は認められたが，通院状況は定期的で，ときおり頭痛や不眠の訴えがあった．10月には病院の清掃婦として転職．その時点の処方は risperidone 3 mg，biperiden 2 mg，brotizolam 0.25 mg（1日2回投与）であった．朝食後の薬をのみ忘れることが多いということなので，12月からは risperidone 2 mg，brotizolam 0.25 mg の1回投与とした．その後はこれといった愁訴もなく外来通院を続けていたが，軽度の頭痛の訴えが続くため，X＋2年1月には risperidone 1 mg に減量したところ頭痛の訴えは消失した（図13）．

［症例11の考察］

　こうした，幻覚・妄想などの異常体験が乏しい症例は，とりわけ病識が得られにくく，薬の副作用にも敏感で，通院・服薬を中断する傾向が強いようだ．十分時間をかけて病名告知を行い，従来薬を risperidone に切り替えることで，良好なコンプライアンスが得られるようになったと考えられる．

　この症例の他に，症例4（幻聴・自我意識障害により手指切断，放火などの自傷他害行為が認められた症例）も，服薬コンプライアンスが問題になった症例にあたる．服薬コンプライアンスを向上させるためには，①副作用を軽減（必ずしも軽減しなくても，真剣な態度で何回でも取り組むことが，患者-医師関係を良好なものにする）すること，②処方内容をシンプルにすること，③投与回数を減らすこと，④病名告知をして疾病に対する理解を促すこと，などが重要かつ精神科医の努力次第で可能なことと思われる．Risperidone に切り替えることで，こうしたことが可能になってくるのである．コンプライアンスが問題になっている患者の場合は，ノンコンプライアンスの要因を検討して，処方の単純化と risperidone への切り替えを考慮すべきである．

　症例4のように，服薬中断によって，自傷や放火などの重大な結果が予想される場合には，抗精神病薬のデポ剤の併用が必要になってくる．しか

し，デポ剤による治療は，ほとんど常に強制的治療であること，悪性症候群などの重篤な副作用が生じた場合にも中止できないことなどを考えると，その使用・併用は極めて慎重に行うべきだろう。服薬を中断すれば，再発・再燃のリスクが増大することは十分説明すべきだが，それでもなおかつ服薬しないというのも患者の権利なのである。

5．患者や家族が切り替えを強く希望している場合

[症例12] 20年以上の病歴を有するが，1回の入院歴もない。自閉などの陰性症状が主体だが，時々不眠やイライラが起こり，同居している母親を怒鳴ったりする。デイケアの仲間が risperidone に切り替えて好調なことから，切り替えを希望した症例。

<u>42歳　男性　無職</u>

A市で出生。父方の叔父が統合失調症で入院歴があり，叔母は「ノイローゼ」ということで精神科に通院歴がある。高校卒業後，食品会社に3年，タクシー会社に1年勤めた。X－23年，家を新築したが，「それは良くない」と何回も言い，以来仕事をやめてしまった。会社に勤めていた頃は，友人との付き合いはなく，母親が会社の人からそれを指摘されて，「よろしくお願いします」と頼んだところ，本人は，「悪口を喋った」と怒ったという。夜昼となく出歩き，時には「悪口を言った」と言って母親を叩いたりする。本人は，「2年前からイライラして眠れない。独り言を言うのは不満があるからだ。眠れない。考えが途切れ，人に知られる感じがするし，陰口を言われているような気もする。喋れなくなったりする」と言う。以上のことでX－14年10月当院初診。以来，外来通院している。これまで入院歴はなく，X－5年〜X－3年まで保健所デイケアに通っていた。

X年4月から筆者（上田）が外来にて主治医を担当。その時点の処方は，haloperidol 6 mg, levomepromazine 30 mg, profenamine 300 mg, 酸化 Mg 1.0 g であった。無為・自閉的であったが，陽性症状ではこれとい

第3章　従来薬からrisperidoneへの切り替え　85

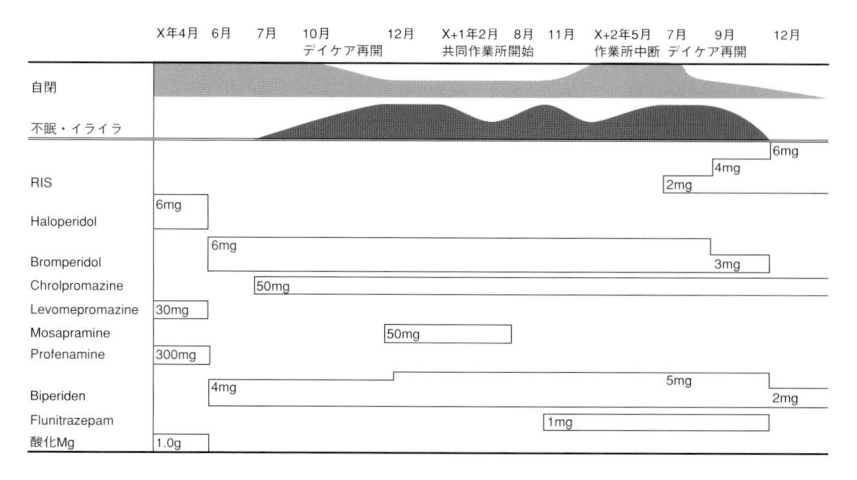

図14　症例12

って目立つ症状はなかった。1日3回薬を服用すると，頭がボーッとするという訴えがあり，6月よりbromperidol 6 mg，biperiden 4 mgの1日2回投与とした。頭がボーッとすることや口の渇きはなくなったが，夜，寝付きが悪くなったということで，就寝前にchlorpromazine 50 mgを追加した。10月からは再び保健所デイケアに週1回通うようになった。12月には，最近イライラしてカッとなりやすく，親に当たり散らしたりするということで，mosapramine 50 mgを追加した。X＋1年2月には，共同作業所に通所し始め，イライラすることがなくなり，mosapramineを中止した。その後，作業所に通いながら，外来受診時には作業所の行事に参加したことなどを楽しげに話すなど，順調に推移しているかに見えたが，8月に父親が亡くなり，その際に年金診断書の件で母親が来院，母親の話では，X＋1年になってから夜中に大声で叫ぶこともあり，変わってきたようだという。11月には，「腕に力が入らない。頭がボーッとする。あまり眠れず途中で2回くらい目を覚ます」ということで，flunitrazepam 1 mgを追加した。

X＋2年5月には，せっかく通っていた作業所を，「飽きた。1年3ヵ月やったからもういいかな」と言ってやめてしまった。7月からは再び保健所デイケアに通うようになったが，母親の情報では「この頃，ずいぶん独り言を言うようになった。お金も使うし，何か言うとカッとなって怖い」，本人も「1日2回の薬では物足りない。少しイライラする」「デイケアに一緒に通っている仲間（当院通院中）が薬を替えてもらったらすごく調子が良くなった。自分もその薬に替えてほしい」ということで，昼食後に risperidone 2 mg, biperiden 1 mg を追加した。その後，9月にはさらに risperidone 2 mg 追加したところ，夜も良く眠れるし，イライラすることもなくなったということで，12月から，risperidone 6 mg, biperiden 2 mg, chlorpromazine 50 mg としている（図14）。

　［症例12の考察］

　本症例で認められた不眠・イライラは，①被害関係妄想などの陽性症状によるもの，②人生の半分以上を病気と共に過ごし，中年期になっても，職も，自らが築いた家庭もなく，老親に依存して生活している状況によるもの，③持続性錐体外路症状のような副作用によるもの，④従来薬では情動安定効果が弱かったこと，などが考えられる。Risperidone に切り替えてから不眠・イライラが改善したことから，副作用の改善や情動が安定したことが，精神症状の改善に大きく関与していたのではないかという印象を持っている。

　Risperidone をはじめとする「新しい抗精神病薬」が新聞などのマスメディアに取り上げられる機会も増え，最近は症例7（大量の抗精神病薬が処方されていた難治症例）のように，患者や家族が切り替えを望むケースが増えてきた。ときには，他院に通院中の患者でも新しい抗精神病薬への切り替えを希望して，われわれの外来を訪れることもある。その場合，われわれは，①切り替えによって必ずしも良い結果が得られるわけではないこと，②ときには再発・再燃して入院が必要になることもあること，③安全に速く切り替えるには，入院が望ましいこと，④なるべくなら，病状の

悪化を経験している，付き合いの長い主治医に切り替えてもらうのが望ましいこと，などを説明するようにしている。家族会や当事者の会などでも，次第に「新しい抗精神病薬」に対する関心が高まり，いずれは「新しい抗精神病薬で治療してもらえる医師のリスト」などもできるかもしれない。そうした動きに必ずしも迎合することはないのかもしれないが，根拠も示さず，ただ嫌いだから使わないでは無責任と言われても仕方がないかもしれない。われわれの知る限り，大量療法時代を知らない，90年代後半以降に精神科医になった若手の中には，「新しい抗精神病薬」を上手に使って治療している人が多いようだ。新しい薬が常に優れているわけではないが，使い方がわからないし，嫌いだから使わないでは，時代に乗り遅れるどころか不誠実のそしりを免れないかもしれない。統合失調症の治療も今や内科などの身体科と同じように，患者と治療者が一体になって，薬の選択を含めて，協力して行っていく時代なのである。

6．再発予防・外来維持効果を高めたい場合

［症例13］発病以来，いずれも幻覚妄想状態の再燃・増悪によって，7年間で計10回の精神科入院歴がある。従来薬を risperidone に切り替えて，服用回数を減らしたところ，病状の再燃・増悪がみられなくなった症例。

<u>男性　32歳　無職</u>

A県で出生。母親が統合失調症の診断で某精神病院通院中。中学校卒業後，食料品店店員，建設作業員，警備員として働いた。26歳時，幻覚妄想状態（殺すと聞こえる，向かいの家に悪霊がいる）で発症し，X－7年12月，B精神病院初診。以来，①X－7年12月から1ヵ月間，②X－6年5月から20日間，B精神病院に入院。X－4年8月までB精神病院に通院。通院中断して警備員として2ヵ月間働いたが妄想状態が再燃して，③X－4年10月から2週間C病院精神科に入院。その後再びB精神病院に通院していたが，④X－3年5月から3週間，⑤X－2年7月から3週間，⑥X－2年9月から2週間，⑦X－1年4月から2週間，⑧X－1年6月から

	X年9月	12月	X+1年1月	3月	4月	6月	8月

幻聴
睡眠障害
射精遅延

RIS　　　　　　　　　4mg / 2mg
Haloperidol　9mg
Timiperone　10mg
Bromperidol　　12mg / 6mg
Propericyazine　30mg / 35mg / 25mg
Levomepromazine　75mg / 50mg / 25mg
Biperiden　3mg / 2mg / 1mg
Flunitrazepam　2mg
Zopiclone　10mg / 7.5mg

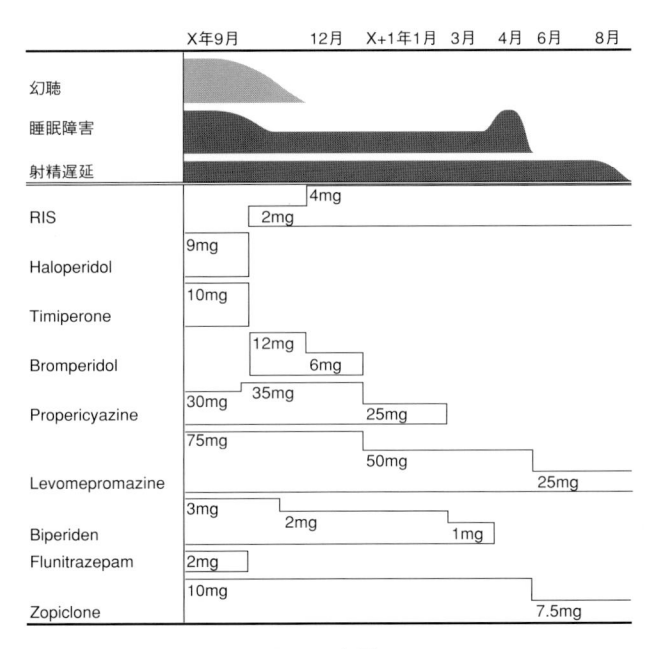

図15　症例13

1週間，⑨X－1年11月から3週間，⑩X年5月から2週間，いずれも幻覚妄想状態でB精神病院に入院している。

　X年9月，幻聴が再燃し，B精神病院の看護師が冷たい，馬鹿にした態度をとるということで，当院に紹介され外来通院となった。紹介時点の処方内容は，haloperidol 9 mg, timiperone 10 mg, levomepromazine 75 mg, propericyazine 30 mg, biperiden 3 mg を1日3回，flunitrazepam 2 mg, zopiclone 10mg を就寝前1回服用というものだった。しかし，生活が不規則で朝なかなか起きられないので，日中薬2回分を就寝薬とともに1回に服用していた。Bromperidol 12 mg, levomepromazine 75 mg, propericyazine 35 mg, risperidone 2 mg, biperiden 2 mg, flunitrazepam 2 mg, zopiclone 10 mg を昼食後，就寝前の2回服用で処方を開始した。間もなく幻聴は消失し，夜もよく眠れるようになったということであった。通院開始3ヵ月後に，患者が「実は彼女とのセックスで射精しないため，これまで

（B病院通院中は）薬をあまりのまなかった」ということを主治医にうち明けたため，処方量を減量することにした。12月からbromperidolを6 mgに減量し，risperidoneを4 mgに増量した。

X＋1年1月からlevomepromazine 50 mg，propericyazine 25 mgに減量し，3月からbiperiden 1 mgに減量した。さらに，4月，就寝前の薬を服用すると18時間ぐらい眠ってしまうということで，risperidone 2 mgの昼食後1回服用とrisperidone 2 mg，levomepromazine 50 mg，zopiclone 7.5 mgの就寝前1回服用とした。その後，やはり昼食後の服用は忘れてしまうことが多いということなので，risperidone 4 mg，levomepromazine 25 mg，zopiclone 7.5 mgの就寝前1回服用にしているが，幻聴の再燃もなく，時間はかかるが射精もするようになり，コンプライアンスも向上して，良好な状態を維持している（図15）。

［症例13の考察］

発病以来，7年間で10回の入院歴がある。入院期間はいずれも短期間で，幻覚妄想状態が改善している。射精遅延などの副作用があり，薬を服用しなかったため，病状の再燃・悪化が起こってきたと考えられた。従来薬を減量して，risperidoneに切り替えたところ，射精遅延が改善して，コンプライアンスが向上した。射精遅延の改善は，risperidoneの直接的効果というより，抗精神病薬の減量による効果と考えられる。

Risperidoneの外来維持効果がhaloperidolに比較して高いことを，二重盲検法で立証した研究[12]がある。Risperidoneの外来維持効果が高い機序としては，①直接的な精神症状（陽性症状・陰性症状）改善効果，②副作用の軽減・消失によるコンプライアンスの向上，③主として5-HT_{2A}遮断作用，$α_2$遮断作用による情動安定効果[2]（抑うつの改善，ストレス耐性の向上・対処行動の変化），④認知機能の改善により，再発徴候に対する認識や病識が得られやすくなること，などが考えられるが，詳細はまだ明らかになっていない。われわれは，こうした効果の他に，risperidoneの錐体外路症状出現率が，高用量ではhaloperidolと同等だが，3〜4 mg以下

の低用量では低いことが大きく関与しているのではないかと考えている。つまり，こうした独特の「治療窓」を持った薬のため，治療者に低用量で用いる傾向が生じてきて，併用薬も減らせること，その結果，副作用も軽減して服用しやすくなることが，外来維持効果を高めることにつながっていると思われる。人間誰しも，副作用の強い薬を，毎日大量に服用するのはつらいものである。本章のコンプライアンスの項でも述べたように，再燃・再発を繰り返す患者の場合も，その要因を検討して（症例13のようにコンプライアンスが問題になっている場合は特に），処方の単純化とrisperidoneへの切り替えを考慮すべきである。

　以上，「Risperidoneに切り替えることによって，併用薬や投与回数を減らすことができるだろうか？」「どういうときに切り替えを考えるべきか？」というテーマについて検討した。盛岡市立病院外来での調査結果をもとに，risperidoneに切り替えることで，投与回数，抗コリン薬併用率を減らすことができることが示されたと思う。また，切り替えを考えるべき時とは，①従来薬による治療で錐体外路症状を中心とした副作用が問題になっている場合，②陰性症状・認知機能障害・抑うつなど，従来薬があまり有効でない精神症状が問題になっている場合，③難治性（陽性）症状が問題になっている場合，④コンプライアンスを向上させたい場合，⑤患者や家族が新しい抗精神病薬への切り替えを強く望んでいる場合，⑥再発予防・外来維持効果を高めたい場合，などが考えられる。その他，切り替える際にわれわれが考えていること，ちょっとした注意事項などについても言及した。

IV．切り替え上の実際の問題点

　さて，実際に切り替えるにあたって注意すべき点とは，具体的にどんなことだろうか？　項目だけを挙げてみれば，①切り替えを慎重に行わなけ

ればならない精神症状があること，②なんでもかんでも切り替えることが良いわけではないこと（切り替えない方が良い場合がある），③切り替える場合には，前薬の減量の順序を工夫する必要があること，④切り替える場合，患者に前もって説明すべき点は何か，⑤前薬と risperidone は同じ程度の量（力価）にするべきか，⑥切り替えによってもし精神症状が悪化したらどうするか，⑦切り替えにあたって，スタッフ教育をどうするか，などである。

1. 切り替えの際に注意すべき精神症状と切り替え前に患者に説明すべき事柄

切り替える際に注意すべき精神症状に関しては，われわれには少しばかり苦い経験がある。それをお話ししよう。

1990年代のなかば，アメリカで，非定型抗精神病薬である clozapine 単剤への変更が病的多飲水に有用であるという報告[19,41]が相次いでなされた。その報告をもとに，risperidone への切り替えが病的多飲水に有効かどうかを検証する目的で，われわれは以前，病的多飲水の薬物療法に関する研究[40]を行ったことがある。研究の内容は，病的多飲水患者が服用している抗精神病薬を risperidone に切り替えることによって，飲水行動・精神症状の変化をみようとするものだった。Risperidone は発売当時，clozapine-like な薬ととらえられていたので，clozapine と同様に病的多飲水の患者に有効なのではないかと考えたのである（現在では，病的多飲水に対して，clozapine ほどには有効ではないという結論のようだが）。

しかしこの研究では，統合失調症患者5例中，2例で精神症状が悪化してしまい，切り替えを断念する結果となった。この研究での切り替え失敗例は，その後の臨床で経験した切り替え失敗例と，ある程度特徴が一致しており，この失敗以降はあまり切り替え上の不成功例はなくなったという印象をもっているので，少し長いが研究の概要を以下に示す。

「病的多飲水の薬物療法」[40]

1）対象

A精神病院入院中の精神障害患者で，中山ら[29]の「多飲の診断基準」を満たしている患者の中で，本研究の目的，各種検査の施行，および治療についての説明を行い，本人または家族から同意の得られた8例を対象とした。

2）方法

8例について，risperidone 1 mgの上乗せ投与から開始し，12週間かけてすでに投与されていた抗精神病薬を減量して，risperidoneに置換することを試みた。Risperidoneの最大投与量は12mgとした。併用されている抗コリン薬，睡眠薬等の他の向精神薬，胃腸薬，便秘薬等については，減量・中止を行わなかった。Risperidone投与前と投与12週後に，各種臨床検査を施行し，飲水行動は中山ら[29]の「病的多飲水スクリーニング」「病的多飲水重症度分類」で評価した。精神症状は，投与前と投与開始4週ごとにBPRS（Brief Psychiatric Rating Scale），統合失調症の患者についてはPANSS（Positive and Negative Syndrome Scale）を用いて評価した。

3）結果

統合失調症患者5例中，2例が精神症状悪化のため完全置換を断念せざるを得なかった。病的多飲水については，改善群，悪化・不変群ともにそれぞれ4例ずつであった。

統合失調症の精神症状悪化群と完全置換群では，切り替え前の精神症状でどういった違いがあったのかがポイントである。この点を煮詰めれば，どんな精神症状がある場合には切り替えを慎重に行わなければならないかを示す指標が与えられるからである。悪化群と完全置換群について，置換前のPANSSに関して検討を行ってみると，悪化群が完全置換群を上回っている項目は，陽性尺度では，妄想・興奮の2項目，総合精神病理尺度では，不安・罪責感・緊張・抑うつ・失見当識・衝動性の調節障害の6項目

であった．陰性尺度では，悪化群が完全置換群を上回っている項目はなかった．

　したがって，この研究の切り替え失敗例から得られた教訓とは，妄想・興奮，不安・罪責感・緊張・抑うつ・失見当識・衝動性の調節障害などの精神症状（陽性症状・急性期症状）が強く認められる症例では，切り替えをより慎重に行う必要があるということである．他にも切り替え失敗についての反省点はある．それらは，①抗精神病薬の減量を比較的急激に行ったこと（前薬の平均投与量は haloperidol 換算で，24.6 mg），②高力価抗精神病薬と低力価抗精神病薬の減量を同時に行ったため，抗コリン性離脱症状が起こった可能性があること，③めざめ現象（awakenings[36]）が起こった可能性があること，④患者に，切り替えにあたってどういったことが起こる可能性があるかについての説明が十分でなかった可能性，などがある．

　この研究の例を引くまでもなく，切り替え前の患者に対する説明は重要である．経験から学んだこと，反省から導き出したことを軸にして，現在われわれは，切り替えの際，患者に対して次のことを説明するようにしている．つまり，①新しい薬が加わることで，かえって副作用が強くなったように感じられるかもしれない，②古い薬が体から抜けていくときの症状（抗コリン性離脱症状，離脱性錐体外路症状[41]）が出るかもしれない，③古い薬の減量・中止にともなって，もしかしたら精神症状が悪化（super-sensitivity psychosis[8]）するかもしれない，④長期間にわたって続いていた病気から一気に解放されることによる，とまどいが生じるかもしれない（認知・現実検討力の改善による混乱），⑤幻聴やさせられ体験が強くなったり，現実味をおびてきて，前より恐ろしく感じられるかもしれない（陽性・陰性症状の改善による適応の変化），⑥不安や焦りが出てきたり，ゆううつになったり，また，逆に元気になりすぎたり，といった感情面の変化が起こるかもしれない，⑦病気が治ったと思えて，自分にはもう薬は必要ないと思えるかもしれない，などである．

2．実際の切り替え方法

従来薬から risperidone に切り替える方法[42]としては，①従来の抗精神病薬を急激に中断して risperidone を開始する（急速置換法），②従来の抗精神病薬を減量して risperidone を追加する（漸減・漸増法），③risperidone を従来の処方に追加して，その後にそれまでの抗精神病薬を減量する（上乗せ・漸減法），といった3つの方法が考えられる。どの切り替え方法を選択するかはもちろんケース・バイ・ケースだが，それぞれについてのわれわれの考えを以下に示す。

1）急速置換法（図16-A）

再発・再燃の危険性は一番高いが，最も簡単な切り替え方法。前薬が低用量の高力価抗精神病薬（haloperidol で 3 ～ 4 mg）で，精神症状が比較的安定している場合に適している。

2）漸減・漸増法（図16-B）

急速置換法に比べて，再燃の危険性は低い。上乗せ・減量法に比べると，前薬より投薬量が増加しないので，新たな副作用が起こる危険性は少ないが，前薬の減量による再燃の危険性は高い。前薬が比較的大量で，錐体外路症状などの副作用を速く軽減したい場合に適している。

3）上乗せ・漸減法（図16-C）

再燃の危険性は最も低いが，時間もかかる切り替え方法。前薬に上乗せするので，一過性に副作用が増悪したり，新たな副作用が起こる可能性がある。前薬が大量だったり，低力価薬が中心の場合や，精神症状悪化のリスクをなるべく避けたい場合に適している。

漸減・漸増法でも上乗せ・漸減法でも，前薬と risperidone のオーバーラップ期間があるが，それを長くするか，短くするかについては，Weiden らの考え方[44]が参考になる。概要[14]を示すと，①再発からの期間が短い症例ほどオーバーラップ期間を延長させる，②病状悪化で他害行為が生じる例や病識欠如をともなう例では延長させる，③陽性症状が遷延している場合には延長させる，④現在の薬物で明らかな副作用が生じている場合には

第3章 従来薬から risperidone への切り替え　95

　　　　　　　　従来の抗精神病薬　新しい抗精神病薬
　A　急速置換法

　B　漸減・漸増法

　C　上乗せ・漸減法

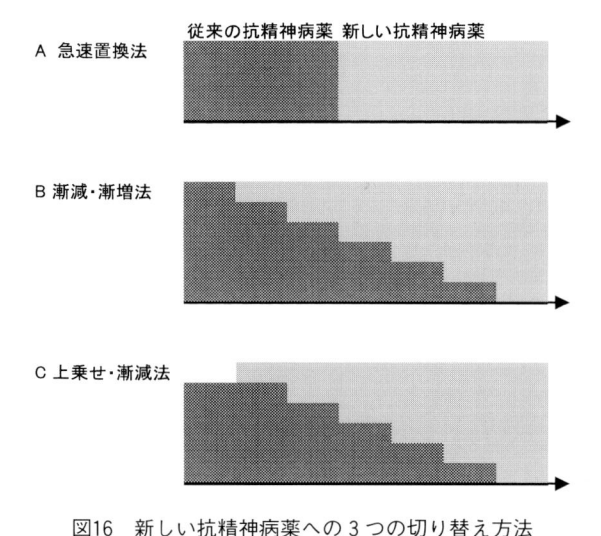

　　　　　図16　新しい抗精神病薬への3つの切り替え方法

短縮させる，⑤低力価抗精神病薬，clozapine の場合には延長，高力価抗精神病薬の場合には短縮させ，デポ剤の場合にはオーバーラップ期間は設けない，⑥外来受診が頻回（毎週）の場合には短縮できるし，間隔が長い場合には延長させる，などがある。

　減量する順序は，①高力価抗精神病薬，②低力価抗精神病薬，③抗コリン薬，④睡眠薬・抗不安薬，の順である。切り替えのスピードについては，①高力価抗精神病薬は比較的急速な切り替えが可能，②低力価抗精神病薬はゆっくり切り替える，③抗コリン薬は従来薬を risperidone に完全に切り替えてから減量・中止する，④睡眠薬や，錐体外路症状に対するBZ誘導体は，最後まで残し，可能なら減量・中止する，といったことに注意して行う。これは，前述のわれわれの研究での切り替え失敗例，その後の臨床における切り替えの経験などから，①抗コリン作用が強い低力価薬や抗コリン薬の急激な減量・中止は，副作用の増悪・精神症状の悪化につながりやすいこと，②BZ誘導体が用いられている症例では，薬剤性パーキンソニズムや遅発性アカシジア，ジストニアなど，持続性で難治性の

錐体外路症状が認められる場合が多く，それらは risperidone に切り替えても改善効果がすぐに現れるわけではなく，安易に BZ を中止すると，患者に錐体外路症状増悪による苦痛を与える可能性が高く，切り替え失敗につながりやすいこと，③risperidone に切り替えることによって，一過性の不眠が起こりやすく，これも切り替え失敗につながりやすい，などの理由による。

　Risperidone の上乗せ・増量，前薬の減量に関しては，①上乗せ投与量は 1～2 mg，②risperidone の増量，前薬の減量は，haloperidol 2 mg に対して，risperidone 1 mg という力価換算を参考にして行う（あくまで参考であり，前述のように高力価薬では比較的急速な減量・置換が可能である），③risperidone の総投与量は 6～8 mg を超えない（むしろ，前薬の総投与量にとらわれずに，4 mg 程度や場合によっては 1～2 mg 程度でも維持可能），などといった注意点が挙げられる。

　いずれにしても，切り替えによって患者には相当の心理的・身体的ストレスがかかる可能性があるので，①薬の急増・急減といった急激な変化を避けること，②なるべく時間をかけて切り替えを行うこと，③退院直後や，肉親との離別など，患者が不安定になりやすい時期を避けること，④前薬が大量で，急速な切り替えを要するときは入院が望ましい，⑤できれば，本人の精神症状の悪化を経験している医師が最後まで責任をもって行うこと（転勤間近や非常勤の場合はやめておいた方が良い），⑥精神症状の悪化や副作用の出現・増悪に敏速に対応できる体制で望むこと，などが重要である。

　思いつくまま心配事ばかり並べたてたので，せっかく risperidone に切り替えるつもりになってきたのに，その気持ちが萎えてしまった方も，あるいはいらっしゃるかもしれない。しかし，切り替えは，慣れてしまえばそう難しいことではないし，慎重に行えば，たとえ失敗してもそれほど重大な結果が待ち受けているわけではない。それどころか，切り替えによって得られる様々な利点を目の当たりにしたり，切り替えという共同作業を

通じて，患者の苦悩や喜びに接することによって，病気（統合失調症）のことが前より少しわかったような気がしてくるという，臨床の極みとも言うべき体験を得ることができるのである。そして，そうした体験を味わった後には，切り替えで失敗することもまたほとんどなくなるのである。

3．「切り替えない方が良い」もしくは「切り替えを慎重に行った方が良い」場合

今度は，切り替えない方が良い/切り替えを慎重に行った方が良いという場合のことを考えてみよう。これに関しては，いくつかの文献[15,45]がほぼ同様の指摘を行っている。われわれ自身の見解を加えつつ以下に挙げてみると，①現状の治療で，副作用もなく安定している場合，②症状再燃時に危険度の高い問題行動（自傷他害のおそれが大きい）を繰り返している場合，③コンプライアンスが問題になり，デポ剤が必要な場合，④患者本人や家族が切り替えを望まない場合，⑤切り替え途中の悪化・変化に対応できない場合，⑥患者の心理・社会的状況が悪い場合，⑦再発直後，回復直後，退院直後でまだ敏感な場合，などがある。

1）現状の治療で，副作用もなく安定している場合

従来薬による治療で，副作用もなく精神症状も安定している場合は，悪化・再燃のリスクをおかしてまでわざわざ切り替える必要がないのは自明の理であろう。以下に提示する症例14はまさにそうした症例である。

[症例14]体感幻覚などの著しい異常体験で発症・入院。比較的少量の抗精神病薬で寛解退院したが，怠薬により再燃。ほとんど同量の抗精神病薬で寛解したが，意欲減退感，眠気などの副作用のため減量したところ，副作用が消失し安定維持している症例。

<u>27歳　女性　店員</u>

A市で出生，生育。市内の高校卒業後，パート，アルバイトなどをして働いていた。高校1年時，両親が離婚。以来，23歳までは母親と，その後

```
                    X+1年10月(退院)  X+2年1月 4月        X+3年12月
  午前中の眠気      ████████████████████████▓▓▓▓▓░░░░░░
                    ┌─────────────────────────────┐
  Sulpiride         │ 300mg                       │
                    │                             └──────────┐
                                                  │ 200mg    │
                    ┌─────────────────┐
                    │ 15mg            │
  Propericyazine    │                 └────────────────────┐
                                      │ 10mg              │
  Levomepromazine   │ 5mg│
```

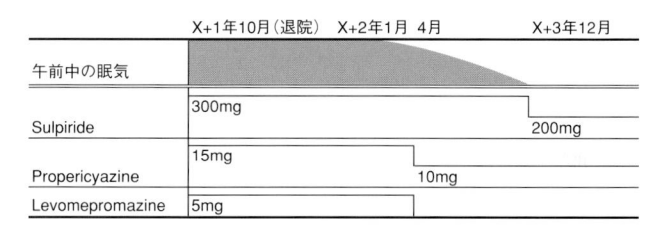

図17　症例14

は父親，父方の祖母と暮らしていた．X年4月頃から，寝ていると職場の同僚の声が聞こえるようになり，さらに同僚が自分の体の中に入ってくるような感じがした．体が拒否反応を起こして，お腹がモゾモゾ動くようにも感じた．また，周りの雰囲気がおかしく感じられ，職場で自分のことを話しているような気がした．道を歩いていて，誰かとすれ違うと，すれ違いざまに自分の中から別の人が出てきて，その人を傷つけてしまうような気もした．8月に入ると症状は増悪し，ある日，母親の実家があるB市に向かうバスの中で，喉に何か汁のような物が上がってきたり，衣服の中で何かが動いているような感じがして，顔が土色になっているような気がしてきた．そのため，運転手にそのことを話し，C病院を受診した．自分は妊娠していると言うため産婦人科受診となったが，言動の奇妙さから，神経内科紹介となり，さらに翌日，D病院精神科に紹介された．統合失調症の疑いで当院を紹介され入院となった．

　12月，寛解状態で退院．退院時の処方内容は，sulpiride 300 mg, propericyazine 15 mg, sennoside 24 mg であった．再び母親と同居するようになったが，意欲の減退感と眠気があり，X+1年2月より通院を中断した．X+1年7月某日の早朝，両親と当院を受診．前日まで飲食店で働いていたが，夜眠らず，入浴中に動作が止まったり，吐く物もないのに吐くまねをしたり，職場でもらったりんごに毒でも入っていると思うのか，「食べても良いか」と家族に何回も確認するということだった．不安・恐怖が強いらしく，何を聞いても無言で目を大きく見開いたままといった状態であ

った。怠薬による病状再燃と判断し，医療保護入院とした。10月寛解退院。退院時処方は，sulpiride 300 mg, propericyazine 15 mg, levomepromazine 5 mg の1日4回投与であった。

　退院後は規則的に通院服薬し，X＋2年1月からはコンビニで働くようになったが，朝の薬を服用すると午前11時頃には眠くなってしまうため，4月から，sulpiride 300 mg, propericyazine 10 mg の1日2回とした。さらに，X＋3年12月からは，sulpiride 200 mg, propericyazine 10 mg の1日1回に減量した。薬が1日1回になってからは好調で，熟睡感もあるし，朝の目覚めも良く，日中の眠気もないという。病状は安定しており，動作は活発で表情はいきいきしていて無症状に近い。副作用もほとんどなく，月経は量・期間が減少したが周期は規則的であるという（図17）。

　［症例14の考察］
　怠薬による再燃後，少量の従来薬の1日1回投与で安定している症例である。こうした症例でも，維持効果の観点から，risperidone に切り替える価値があると考え，しかも前薬も比較的少量で悪化・再燃のリスクも小さいと判断して，現処方を risperidone 1 mg に切り替えることを提案したことがある。しかし，本人が再燃・再入院が怖いのでこのままで良いと言うため，切り替えないで経過をみている。万一，服薬していても再燃の兆しが現れた場合は（服薬していても再燃することは，万に一つ以上の確率であるが），もう一度切り替えを勧めてみようと考えている。

　われわれは，これまで述べてきたように，risperidone に切り替えることによって，さらに QOL が改善した症例を数多くみてきた。そのため，こうした現状の治療でうまくいっている症例に対しても，場合によっては（悪化・再燃のリスクが小さいと判断される場合は）切り替えを行う価値があると考えている。

　2）症状再燃時に危険度の高い問題行動（自傷他害のおそれが大きい）
　　　を繰り返している場合
　症状再燃時に危険な問題行動の発現が予想される場合には，切り替えを

行わない方が良い，いや，むしろ積極的に切り替えた方が良いという意見の対立が予想される。前者には切り替えによって起こり得る様々な変化によって，患者の状態が不安定になることを恐れてという根拠があるし，後者では，切り替えによって情動の安定が得られて問題行動が減少する可能性があるという理由が考えられる。仮に後者の立場に立って切り替えを断行する場合，外来での切り替えは失敗した場合に大きな危険が予想されるので，できれば入院中に行うのが望ましい。

[症例15] 知的障害者に病的多飲水が合併。飲水とたばこを制限されることによるイライラが高じて，暴力行為がみられるようになり，比較的大量の向精神薬を投与されていた。病的多飲水から水中毒となり，向精神薬の急激な中断により横紋筋融解症を併発したが，dantrolene Na の点滴静注により改善した。その後，幻聴・問題行動が再燃し，risperidone に切り替えることで，幻聴・問題行動の軽減，情動の安定が得られるようになった症例。

<u>27歳　男性　無職</u>

Ａ市で出生。幼小児期から発達が遅れていた。17歳時，不登校でＢ病院精神科に通院したことがある。Ｘ－4年，米穀店の手伝いをしていたが，「仕事が長続きしない，指示に従わない，動けない，部屋から出ない，何か怖いものが見える，聞こえる，怖い人が立っている，誰かが悪口を言っている」という状態になり，Ｃ精神病院に2ヵ月半入院した。その後，外来通院していたが，Ｘ－2年頃から毎日水を大量に飲むようになった。Ｘ年1月，喫煙量の制限，眼瞼のけいれん，夜尿・多飲水の改善，眠剤の調節などを目的としてＣ精神病院に再入院した。5月頃から飲水やたばこを制限されるためにイライラが強くなり，家に頻回に電話するようになった。飲水やたばこの制限のために面会室に入れられたが，ガラスを手で壊して怪我をしてしまった。そのため，一般病室に移されたが，落ちているたばこを拾ったり，他人のたばこを盗ったりするため再び面会室に入れられた。今度は，面会室で自分のノートを破ってライターで火をつけ

第3章　従来薬から risperidone への切り替え　101

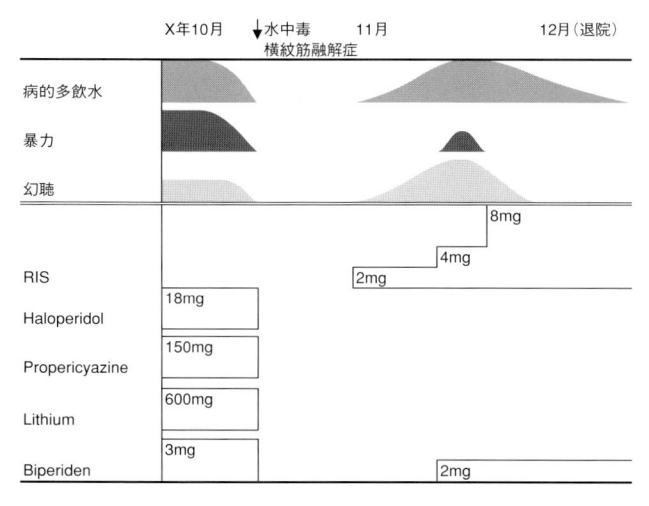

図18　症例15

て煙を吸ったため，制止に入った職員と取っ組み合いとなり，その職員の頭に鉛筆を突き刺してしまった．8月，C精神病院を強制退院となり，当院を受診し外来通院となった．

　当院に通院するようになってしばらくは安定していたが，10月某日，朝から水を6～10*l*近く飲み，けいれん，意識混濁，大量の発汗，尿失禁がみられ，夜間，家族とともに当院を受診し，医療保護入院となった．著明な低ナトリウム血症が認められ，水中毒の状態であった．意識障害があり，大量の向精神薬（halopridol 18 mg, propericyazine 150 mg, lithium 600 mg, biperiden 3 mg）の急激な中断によると考えられるCKの上昇が認められた（最高200,000 U/*l* 台）．発熱，錐体外路症状が認められないため，水中毒に続発した横紋筋融解症と診断し，dantrolene Na の点滴静注を開始．幸い腎不全の併発もなく，約1週間で改善した．改善後しばらくは投薬しないで様子をみていたが，次第に多飲水傾向・頻回のたばこ要求や，たばこ・水制限を行うと看護者・他患者に暴力を振るう，などの問題行動がエスカレートしていった．さらに幻聴の訴えがあり，risperidone

の投与を開始した。増量していくとともに幻聴・問題行動が軽減し，約2ヵ月で退院となった。退院時の処方は，risperidone 8 mg, biperiden 2 mg である。多飲水傾向はそれほど改善していないが，入院前のような，たえずイライラしてたばこばかり吸っていることもなくなり，暴力行為もかなり減少した（図18）。

［症例15の考察］

病的多飲水から水中毒となり，横紋筋融解症を併発した。横紋筋融解症改善後，幻聴・問題行動が再燃した。前薬は中止していたため，本来の意味での切り替え症例ではない。しかし，risperidone の投与によって入院前より情動が安定して暴力行為が減少し，水中毒・横紋筋融解症も今のところ再燃していない。

われわれは，症例15のように危険度が高い問題行動がある症例でも，切り替えによって，情動が安定し，問題行動の軽減・減少が期待できるので，むしろ積極的に切り替えを行った方が良いと考えている。こうした症例での切り替えは，もちろん慎重を期す必要があるが，症例15のように，身体合併症による服薬中断後や再入院時は，切り替えの良いチャンスとも言える。

3）コンプライアンスが問題になり，デポ剤が必要な場合

デポ剤が必要な場合は新規薬が適応とならない，というのは世界中で共通した見解のようだ。これは，risperidone をはじめとする新規薬には，今のところまだデポ剤がない（米国では2003年12月に発売）ので，デポ剤が必要になるような症例には risperidone は使用できないということであろう。

単剤・少量・1日1回投与を推奨しておきながら，矛盾したことを言うようだが，筆者（上田）は，症例4（幻聴・自我意識障害により手指切断，放火などの自傷他害行為が認められたノンコンプライアンス症例）では，内服薬を risperidone に切り替えた後もデポ剤を併用している。しかし，これには理由がある。筆者（上田）は以前，デポ剤だけで寛解維持し

ていた患者が,「月に1回注射するだけで良いなら, もう病気は治ったのだろう」と判断して, 通院を中断してしまい再燃してしまったという苦い経験がある。もちろん, 病気や薬についての説明不足が原因の一端として挙げられるが, それ以来, 通院の動機づけには内服薬の処方も必要であること, もし内服薬を中断しても, デポ剤が再発を防いでくれる可能性があり, 内服薬を比較的少量にすれば, デポ剤と併用しても副作用があまり増強しない, などの理由から, risperidone とデポ剤の併用を行っている。薬理作用の観点からは決して勧められない方法であるが, 臨床医の目標は決してシンプルでスマートな処方箋を書くことではなく, たとえ少々複雑・不合理であっても患者が良い状態を維持することであると信じているので, risperidone のデポ剤がない現在, 仕方なく併用を行っているのである。Risperidone のデポ剤が早く使用できるようになる日が来ることを願っている。

4) 患者本人や家族が切り替えを望まない場合

患者本人や家族が望まない場合には, 薬の切り替えを行わないのは, 当然のことである。しかし, ときには切り替えを拒否する理由が, 新しい抗精神病薬に対する誤解によるものであったり, 精神症状に起因している場合がある。そうした場合には, 説得して切り替えを行うことで患者の QOL の向上が得られる可能性がある。以下に提示する症例16は, 本人が切り替えを望まなかったが, 結局は切り替えて良好な結果が得られた症例である。

[症例16] 6回の入院歴がある。難治性の陽性症状が続いており, 多剤・大量の処方で外来通院しているが, 呂律が回らない, 動作緩慢, ボーッとした眠そうな表情などの副作用が認められた。前薬の減量と risperidone への切り替えを勧めたが, 拒否し, かえって増量を望んだ。長期間にわたる説得の末, ようやく切り替えを行ったところ, 副作用の軽減, 精神症状の改善, 情動の安定が得られた症例。

41歳　男性　無職

A県で2人兄弟の第2子として出生。高校卒業後，専門学校卒業。X－21年5月頃から独言や空笑がみられるようになり，成績も次第に落ちてきた。10月からは言動，行動が支離滅裂となり，11月頃から親への反抗，暴力がひどくなってきた。①高校3年時，X－20年1月，当院初診。「学校の先生が俺の悪口を言い触らす」と被害的言動があり，不眠，徘徊も認められ，当院に約5ヵ月間入院となった。さらに，②X－16年から約2年間C精神病院に入院。③X－14年4月，「腹の中に誰かいる，考えが知られ，テレパシーがかかる，聞こえる」と言うため，当院に約3年間入院。④X－11年12月，「不安だ，入院したい」と自ら希望して，当院に約6ヵ月間入院。⑤X－9年1月，「聞こえる，眠れない，入院する」と言い，当院に約2年4ヵ月入院。⑥X－3年9月，独語・空笑がみられ，自室に閉じこもり，何もしない。幻聴があり，「不幸になる」と言ったり，ときどき立てなくなったりするということで，当院に約6ヵ月間入院。以来定期的に外来通院していた。X年4月より筆者（上田）が外来担当となった。当時の処方は，haloperidol 6.75 mg, propericyazine 60 mg, mosapramine 150 mg, levomepromazine 150 mg, mazaticol 24 mg, 酸化Mg 1.0 g, estazolam 4 mgであった。呂律が回らず，ボーッとした表情で，幻聴の内容や自分の考えが他者にわかられるので，もっと薬を増やしてほしいと訴えていた。こうした難治性の精神症状や副作用の緩和を目的として，本人・家族に前薬をrisperidoneに切り替えることを提案した。家族は，精神症状の悪化と再入院を懸念して，現処方の継続を希望し，本人は切り替えには拒否する姿勢をみせたが，ようやく上乗せ投与には同意を得られた。5月から，risperidone 2 mgを追加した。効果不十分のため8月からrisperidoneを4 mgに増量。11月には，propericyazineを30 mg減量し，risperidoneを6 mgに増量した。その後propericyazineを中止し，lithium 600 mgを追加したり，haloperidolを9 mgに増量したが，上記の症状は軽減せず，「もっと薬を増やしてほしい」という訴えが続いた。毎回，通

第 3 章　従来薬から risperidone への切り替え　105

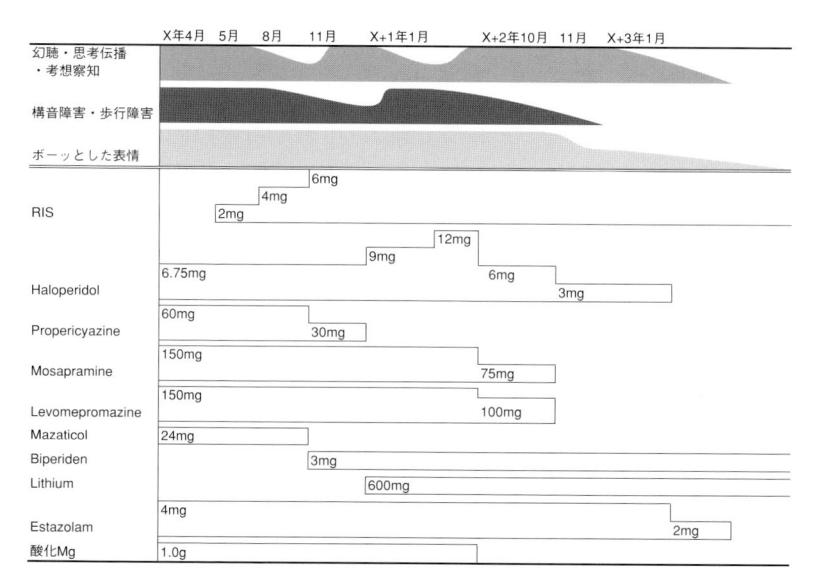

図19　症例16

院時にはかなり眠そうな表情で，それでももっと薬を増やしてほしいと訴える。そのため haloperidol を一時的に 12 mg まで増量したが，ボーッとした表情がますますひどくなり，歩行・動作もおぼつかなくなってきた。X + 2 年 10 月から haloperidol を 6 mg に減量，11 月には 3 mg に減量した。12 月には再び増量してほしいとの申し出があったが，胃腸薬などを追加してごまかした。X + 3 年 1 月の処方は，risperidone 6 mg, haloperidol 3 mg, biperiden 3 mg, lithium 600 mg, estazolam 4 mg であったが，haloperidol を減量してからはかなり表情がしっかりしてきて動作も機敏になってきた。思考伝播・考想察知に関する訴えも少なくなってきて，本人にも精神症状と副作用の軽減・改善が実感できたらしく，その後さらに処方を整理していき，現在は，risperidone 6 mg, biperiden 3 mg, lithium 600 mg にしている（図19）。

［症例16の考察］
　精神症状（思考伝播・考想察知）に対するつらさから，抗精神病薬の減

量を拒否し続けた症例。精神症状は難治で，向精神薬の多剤・大量投与による見るに忍びない副作用（構音障害・ボーッとした表情）が認められた。通院時には毎回増量を希望したが，長期間かけて処方の調節を行い，本人にも改善が実感できた時点で切り替え・減量を行った。最近，久しぶりに本人を見かけた病棟スタッフが，表情や動作の改善に驚いている。

その他，「切り替えない方が良い/慎重に切り替えを行った方が良い場合」は，切り替え途中の悪化・変化に対応できない場合，患者の心理・社会的状況が悪い場合，再発直後，回復直後，退院直後でまだ敏感な場合，などがある。しかし，これらの場合でも，切り替えを可能にする状況設定への努力を怠るべきではないと思う。

「切り替えない方が良い/慎重に切り替えを行った方が良い場合」と言っておきながら，結局はみな切り替えた方が良いとは，おかしいではないかという声が聞こえてきそうである。しかし，切り替える必要があると判断した場合，方法とタイミングを選んで慎重に行えば，失敗することは少なく，良い結果につながる可能性が高いことは当然と言えば当然のことである。

要するに，切り替えは，必要性を判断して，責任をもって，方法とタイミングを選んで行うべきで，それができないときには行ってはならないという結論になる。

4．切り替えによって精神症状が悪化したらどうするか？

せっかく安定している患者の精神症状が悪化する可能性があることを懸念して，切り替えに踏み切れないという声は意外に多い。実際，発売されたばかりの頃，おっかなびっくり risperidone を前薬に上乗せしてみたところ，患者の様子が変わってしまい，途中でやめてしまったという話をよく耳にした。発売されてすでに8年が経過した現在，こうした声はさすがにあまり聞かれなくなってきたが，初期の頃のそうした心傷体験が尾を引

いて，未だに「risperidone はどうも……」という印象を持ち続けているという方もいらっしゃるかもしれない。

　これまで，「安全に切り替えを行うためにはどうしたら良いか？」ということを中心に話をしてきたが，いくら注意を払って切り替えを行っても，患者の精神症状がかえって悪化してしまうということは十分あり得る。では，切り替え途中で精神症状が悪化したらどうしたら良いのだろう？　こうした問題には，様々な要因が関与しているのが普通で，簡単には答えられないが，われわれのとっている方針を参考までに示そう。それは，①悪化の兆しがみられたら，処方をいったんその前の段階に戻す（場合によっては切り替え前の段階まで戻すこともある），②BZ 誘導体，抗コリン薬，低力価従来薬を一時的に併用・増量する，③悪化の要因（切り替えの適応は適切だったか？　どういった必要性があったか？　観察は十分だったか？　方法は適切だったか？　切り替えのタイミングは良かったか？　十分な時間をかけて行ったか？　切り替え途中で患者を取り巻く環境に変化はなかったか？）を検討する，④さらに，悪化は，持続的か？　一過性か？　精神症状か？　副作用か？　を評価する，⑤悪化の要因や今後の見通しをできるだけわかりやすく患者に説明し，話し合いを行う，⑥悪化の要因が克服可能と判断できれば，タイミングを選んで再びトライする，などである。

　悪化の兆しとしては，躁状態や不眠が多いという印象を持っている。これらは，早い時期に，鎮静効果が高い低力価抗精神病薬や，睡眠薬を併用するといった手段を講じることで，大事に至らないですむことが多い。しかし，目標は患者の精神症状や副作用，最終的には QOL を改善することであり，切り替えを行うことではないことを常に念頭に置くことが重要である。

5．めざめ現象（awakenings[36]）・抗コリン性離脱症状をどう考えるか？

めざめ現象（awakenings）は，もともと脳炎後遺症性パーキンソニズムの患者に，L-DOPAが試験的に投与されて起こった劇的な変化を指す言葉である．その後，転じて，従来薬から新規薬への切り替えにともなって起こる認知機能の改善や，その結果として起こる病状の改善・病識の獲得，ときには混乱・衝動行為・自殺企図などの変化を指すようになった．Cooperら[11]によるclozapine，risperidone切り替え症例や，Weidenら[43]によるolanzapine切り替え症例など多数の報告があるが，日本でも，risperidoneが導入されたばかりの頃，何人かの自殺例が報告され，めざめ現象によるものではないかと言われた[38]．

その本態は未だに不明な点が多いが，①新規薬によって起こる急激な認知の改善によるもの，②前薬（特に抗コリン作用が強い薬）の退薬症状として起こる，という説明がなされることが多い．われわれ自身の身近な例を挙げると，前述した「病的多飲水の薬物療法」の研究[40]で，切り替えに失敗した2症例のうち1例で病棟2階からの飛び降りによる自殺企図が認められたし，第1章で提示した症例2（強迫症状で発症した統合失調症初回エピソードと考えられた症例，p4）も，risperidone 1 mgを上乗せ投与した3日後に自宅2階から飛び降りるという衝動行為が認められた．こうした衝動性の亢進がどういった原因で起こるかについては，原因が症例ごとに異なっている可能性もあり，めざめ現象によるものか否かの判断は推論の域を出ない．また，めざめ現象が新規薬への切り替えによって起こるとしたら，切り替えを行う以上，避けられないということになってしまう．しかし，最近は，われわれ自身も含めて，切り替えにともなう自殺企図・衝動性の亢進を経験することが減少しているのではないかという印象がある．つまり，めざめ現象は，切り替え方法（特に前薬を減量する順序・速度）のまずさからくるものが大部分を占めているのではないだろうかというのがわれわれの見解である．統合失調症という病気の特性から，患者は新しい環境に慣れるまでに長い時間と大きな忍耐を要する．特に，

risperidone への切り替えが行われようとしている患者は，従来の複雑で大量の処方（多くは抗コリン性薬物が大量に使われている）から，急に抗コリン作用のない低用量の risperidone に切り替わることを経験する可能性がある．めざめ現象のすべてを防止できるわけではないが，抗コリン作用が強い低力価薬や抗コリン薬はゆっくり時間をかけて慎重に減量・中止する理由の1つはここにある．

抗コリン作用が強い従来薬や抗コリン薬から，抗コリン作用が全くない risperidone への切り替えによって，抗コリン性離脱症状が生じる可能性もある．Weiden ら[44]によると，抗コリン性離脱症状は，①大量の低力価抗精神病薬や抗コリン性パーキンソン薬が入っている処方を，急激に中止した場合に生じる場合がある，②これらの処方の中止後数日間以内に生じる，③主症状は嘔気，嘔吐，下痢などの胃腸症状であるが，不眠，発汗，頭痛，めまい，焦燥感，不安感なども生じることがある，④この症状の発現を避けるために，低力価抗精神病薬や抗コリン性パーキンソン薬の減量・中止には十分時間をかける，と要約[45]されている．やはり，抗コリン性離脱症状も，めざめ現象と同様に（両者は，臨床上は互いにオーバーラップしている可能性もある），抗コリン作用が強い薬の減量・中止をゆっくり，慎重に行うことで防止できる可能性が高い点は共通している．

以上，述べてきたように，めざめ現象・抗コリン性離脱症状両者の予防には，切り替え方法に注意することが重要であるが，さらに重要なことがある．それは，われわれの水中毒の研究における失敗の反省点でも述べたように，患者に，切り替えによって起こり得る変化について説明することを欠かしてはならないということである．予期しない突発的な出来事によって強い不安や混乱が生じることに，患者も健常者もかわりはないのである．

6．長期入院中の患者に切り替えを行う場合，スタッフ教育をどうするか？

入院患者を受け持っている精神科医が risperidone への切り替えをため

らう理由は他にもある。精神科入院患者を1日中ケアしているのは，看護師を中心とした病棟スタッフである。不用意にrisperidoneに切り替えて，患者の状態が悪化してしまい，そうした悪化症例が運悪く重なってしまったら，その精神科医はスタッフの信用を失ってしまう。毎日の病棟業務にも支障が出てくる可能性もある。こうした理由で切り替えをためらっているのなら，われわれが行っているスタッフ教育が少しは参考になるかもしれない。それは，①risperidoneへの切り替えによる利点を説明する，②起こり得る有害事象（一過性に精神症状が悪化したり，副作用が発生・増悪する可能性がある）について説明する，③変化への対処を話し合う（主治医といつでも連絡が取れる体制が望ましい），④慣れるまでは，一度に多くの症例の切り替えを行わない，⑤最初のうちは精神症状が安定している（前述したように，急性期症状・陽性症状が多く残存している患者は避ける）患者で切り替えを行う，などである。しかし，一番大事なことは，医師がどういう考えに基づいて，一体何が行われようとしているのかについて，スタッフと十分話し合うことである。患者が改善していくことを喜ばないスタッフはいないだろうし，その改善に自分が関与するのを拒むスタッフもいないだろう。何例かそうした改善症例を経験することで，スタッフの協力が得られやすくなり，今度はスタッフの方から逆に，「あの患者にも使ってみてもらえないか」という要望が出てきたりする。薬の処方は医師にしか行えないので，薬物療法は医師の専売特許と考えられがちだが，処方された薬を規則的に服用させたり，症状・行動の変化や副作用を観察するのももちろん薬物療法の一部である。スタッフが，自分も薬物療法の一翼を担っていると感じるようになれば，切り替えの失敗は減少するし，医師-スタッフ間の信頼関係も強くなっていく。こうしてみると，risperidoneは実に多くのことを学ばせられる薬なのである。

V. 従来薬から risperidone への切り替え——要約

1）切り替えによってもたらされること
①錐体外路症状，抗コリン系副作用（便秘・認知機能障害）を中心とした副作用の改善
②陰性症状・認知機能障害・抑うつ・難治性陽性症状などの精神症状の改善
③抗コリン薬の併用・投薬回数の減少
④服薬コンプライアンスの向上
⑤上記①，②，③，④による，患者の QOL の向上

2）切り替えを考えるべき場合
①従来薬による治療で錐体外路症状を中心とした副作用が問題になっている場合
②陰性症状・認知機能障害・抑うつなど，従来薬があまり有効でない精神症状が問題になっている場合
③難治性（陽性）症状が問題になっている場合
④コンプライアンスを向上させたい場合
⑤患者や家族が新しい抗精神病薬への切り替えを強く望んでいる場合
⑥再発予防・外来維持効果を高めたい場合

3）切り替え上の実際の問題点とその対策
①陽性症状・急性期症状が多く残存している患者では慎重に切り替えること
②切り替えにともなって起こりうる変化について患者に十分説明すること
③実際の切り替え方法は，急速置換法，漸減・漸増法，上乗せ・漸減法の中から適宜選択すること
④前薬の減量は，高力価抗精神病薬→低力価抗精神病薬（ゆっくり減量

する）→抗コリン薬（従来薬を risperidone に完全に切り替えてから減量・中止する）→睡眠薬などの BZ 誘導体の順に十分時間をかけて行う

  4）切り替えない方が良い／切り替えを慎重に行った方が良い場合
  ①現状の治療で，副作用もなく安定している場合
  ②症状再燃時に危険度が高い問題行動（自傷他害のおそれが大きい）を繰り返している場合
  ③コンプライアンスが問題になり，デポ剤が必要な場合（ただし，risperidone とデポ剤の併用は現時点ではありうる）
  ④患者本人や家族が切り替えを望まない場合
  ⑤切り替え途中の悪化・変化に対応できない場合
  ⑥患者の心理・社会的状況が悪い場合
  ⑦再発直後，回復直後，退院直後でまだ敏感な場合
などがあるが，必要性を判断して，責任をもって，方法とタイミングを選んで切り替えを行うことによって，良好な結果が得られる場合が多い。

  5）再トライ
  切り替えによって精神症状が悪化したら，処方を悪化前に戻したり，BZ，抗コリン薬，低力価従来薬を一時的に併用する。さらに悪化の要因を検討して，可能であれば再トライする。

  6）めざめ現象・抗コリン性離脱症状を防止するために
  ①抗コリン作用が強い薬の減量・中止はゆっくり，慎重に行う
  ②起こりうる変化を患者に説明しておくことで，不安や混乱が起こることを予防する

  7）長期入院中の患者に切り替えを行う場合
  ①病棟スタッフに risperidone への切り替えによる利点を説明する
  ②スタッフに起こりうる有害事象について説明する
  ③スタッフと変化についての対処を話し合う
  ④慣れるまでは，一度に多くの症例の切り替えを行わない
  ⑤最初のうちは精神症状が安定している患者で切り替えを行う

などが注意点として挙げられる。しかし，最も重要なことは，医師がどういう考えに基づいて，一体何が行われようとしているのかについて，スタッフと十分話し合うことである。

文　献

1) Aaron, S. M., Robert, P. G. : 抗精神病薬療法の基本原則. 抗精神病薬の臨床（山内惟光監訳), pp. 20-122, 星和書店, 東京, 1984.
2) Alcantara, A. G., Barcia, D. : Risperidone and concept of bipolar neuroleptic. Encephale, 25 : 146-150, 1999.
3) 天谷太郎 : 病名告知をしないわけ. 精神科治療学, 14 : 1317-1319, 1999.
4) Bondolfi, G., Dufour, H., Patris, M. et al. : Risperidone versus clozapine in treatment-resistant chronic schizophrenia : a randomized double-blind study. The Risperidone Study Group. Am. J. Psychiatry, 155 : 499-504, 1998.
5) Brozoski, T. J., Brown, R. M., Rosvold, H. E. et al. : Cognitive deficit caused by regional depletion of dopamine in prefrontal cortex of rhesus monkey. Science, 205 : 929-931, 1979.
6) Carman, J., Peukens, J. and Vangeneugden, A. : Risperidone in the treatment of negative symptoms of schizophrenia : a meta-anlysis. Int. Clin. Psychopharmacol., 10 : 207-213, 1995.
7) Carpenter, W. T. Jr., Heinrichs, D. W. and Alphs, L. D. : Treatment of negative symptoms. Schizophr. Bull., 11 : 440-452, 1985.
8) Chouinard, G., Jones, B. D., and Annable, L. : Neuroleptic-induced supersensitivity psychosis. Am. J. Psychiatry, 135 : 1409-1410, 1978.
9) Collaborative Working Group on Clinical Trial Evaluation : Assessment of EPS and tardive dyskinesia in clinical trials. J. Clin. Psychiatry, 59（Suppl. 12）: 23-27, 1998.
10) Cohen, J. D. and Servan-Schreiber, D. : A theory of dopamine function and its role of in cognitive deficits in schizophrenia. Schizophr. Bull., 19 : 85-104, 1993.
11) Cooper, H. and Klewe, J. : Insight and acceptance of the need for medication. Primary Care Psychiatry, 2(suppl. 1) : 1-3, 1995.
12) Csernansky, J., Okamoto, A., Brecher, M. : Risperidone vs haloperidol for prevention of relapse in schizophrenia and schizoaffective diorders : a long-term double-blind comparison. Biological Psychiatry Annual Meeting, Washington, D.C., 1999.

13) 藤井康男：分裂病患者の認知機能障害の改善をめざして．臨床精神薬理，2：311-322，1999.
14) 藤井康男：切り替えの具体的方法．分裂病薬物治療の新時代，pp.115-123，ライフ・サイエンス，東京，2000.
15) 藤井康男：非定型抗精神病薬への切り替えの適応は？分裂病薬物治療の新時代，pp.103-113,ライフ・サイエンス，東京，2000.
16) Gaebel, W. : Towards the improvement of compliance : the significance of psycho-education and new antipsychotic drugs. Int. Clin. Psychopharmacol., 12（Suppl. 1）: S 37-42, 1997.
17) George, W. A., Jerrold, F. R.：抗精神病薬．精神科薬物療法ハンドブック（井上令一，四宮滋子監訳），pp.7-55，メディカル・サイエンス・インターナショナル，東京，2001.
18) Green, M. F., Marshall, B. D. J., Wirshing, W. C. et al. : Does risperidone improve verval working memory in treatment-resistant schizophrenia? Am. J. Psychiatry, 154 : 799-804, 1997.
19) Henderson, D. C., Goff, C. : Clozapine for polydipsia and hyponatremia in chronic schizophrenics. Soc. Biol. Psychiatry, 36 : 768-770, 1994.
20) 保崎秀夫：精神分裂病の病名告知．精神科治療学，14：1350-1351，1999.
21) 稲垣　中：分裂病の抗精神病薬大量療法．こころの臨床à・la・carte，19（増刊号）：180-182, 2000.
22) 伊豫雅臣，森則夫：抗精神病薬の脳内受容体占拠率と薬効．臨床精神薬理，1：169-175, 1998.
23) Jeste, D. V., Caligiuri, M. P., Paulsen, J. S. et al. : Risk of tardive dyskinesia in older patients. Aprospective longitudinal study of 266 outpatients. Arch. Gen. Psychiatry, 52 : 756-765, 1995.
24) Kane, J., Honigfeld, G., Singer, J. et al. : Clozapine for the treatment-resistant schizophrenic. Arch. Gen. Psychiatry, 45 : 789-796, 1988.
25) 宮田量治：精神病後抑うつに効果的な薬物療法．こころの臨床à・la・carte，19（増刊号）：147-149, 2000.
26) Moeller, H. J., Muller, H., Borison, R. L. et al. : A path-analytical approach to differentiate between direct and indirect drug effects on negative symptoms in schizophrenic patients. Eur. Arch. Psychiatr. Clin. Neurosci., 245 : 45-49, 1995.
27) Mortensen, P. B., Juel, K.:Mortality and causes of death in first admitted schizo-

phrenic patients. Br. J. Psychiatry, 163 : 183-189, 1993.
28) 村上靖彦：「精神分裂病」の病名告知をめぐって．精神科治療学，14 : 1317-1319, 1999.
29) 中山温信，不破野誠一，伊藤　陽他：病的多飲水患者の疫学と治療困難性．多施設におけるスクリーニング調査および「看護難易度調査票」による検討．精神医学, 37 : 467-476, 1995.
30) 永田俊彦：分裂病の病名告知について．精神科治療学, 14 : 1343-1344, 1999.
31) 中安信夫：「分裂病の病名告知」私感．精神科治療学, 14 : 1341-1342, 1999.
32) 西川　正：抗精神病薬の遅発性錐体外路症状とその治療．抗精神病薬の副作用（精神医学レビュー No. 6　融道男編), pp. 27-36, ライフ・サイエンス, 東京, 1993.
33) 尾久裕紀：分裂病の病名告知　総論．精神科治療学, 14 : 1311-1316, 1999.
34) Peter Weiden：非定型抗精神病薬と精神分裂病の長期予後．臨床精神薬理, 3 : 795-799, 2000.
35) Remington, G.：難治性精神分裂病の治療選択肢．Current Approaches to Psychoses.（精神病治療の最新情報）ヤンセン協和, vol. 1 No. 1 : 1-16, 1995.
36) Sacks, O. : Awakenings. Harper Collins, New York, 1990.
37) Saltz, B. L., Woerner, M. G., Kane, J. M. et al. : Prospective study of tardive dyskinesia in the elderly. JAMA, 266 : 2042-2046, 1991.
38) 田中謙二，藤井康男：Awakenings（めざめ現象）と非定型抗精神病薬への切り替え．臨床精神薬理, 2 : 859-866, 1999.
39) Tooley, P. J. H., Zuiderwijk, P. : Drug safety : experience with risperidone. Adv. Therapy, 14 : 262-266, 1997.
40) 上田　均：病的多飲水の薬物療法．第三回東北精神分裂病研究会記録集，pp.15-20, メディカルパブリッシャー, 東京, 1999.
41) Wakefeld, T., Colls, I. : Clozapine treatment of schizophrenic patient with polydipsia and hyponatremia ; letters to the editor. Am. J. Psychiatry, 153 : 445-446, 1996.
42) Weiden, P. J., Aquila, R., Dalheim, L. et al. : Switching antipsychotic medications. J. Clin. Psychiatry, 58(suppl. 10) : 63-72, 1997.
43) Weiden, P., Aquilla, R. and Standard, J. : Atypical antipsychotic drugs and long-term outcome in schizophrenia. J. Clin. Psychiatry, 57(suppl. 11) : 53-60, 1996.
44) Weiden, P. J., Scheifler, P. L., Diamond, R. J. et al. : Breakthroughs in antipsychotic medications. A Guide for consumers, families, and clinicians, WW Norton & Company, New York, 1999.

45) Weiden, P. : 非定型抗精神病薬と精神分裂病の長期予後. 臨床精神薬理, 3 : 795-799, 2000.
46) World Health Organization : Prophylactic use of anticholinergics in patients on long-term neuroleptic treatment. Br. J. Psychiatry, 156 : 412, 1990.

第4章

新規薬への切り替え（スイッチング）と
コンプライアンスの向上

　第3章でも繰り返し述べたが，統合失調症のみならず精神疾患と服薬コンプライアンスはきわめて重要な問題である。本章では，新規薬への切り替えとコンプライアンスの関係についてあらためて考えてみたい。

　コンプライアンスとは，一般には「行動の規範と治療の規範とをどの程度遵守できるか」[14]という意味だが，薬物療法に関しては「患者が医師の指示通りに用量や用法を守り，正確に服薬を行うこと」[17]と言い換えられる。服薬コンプライアンス（以下コンプライアンス）は身体疾患・精神疾患を問わず，薬物療法が行われる全ての疾病の治療予後に大きく関与しており，もちろん統合失調症も例外ではない。コンプライアンスが統合失調症の再発に関与しているのは明らかであるが[6]，これまでの様々な調査研究からは，外来通院統合失調症患者の50％以上がノンコンプライアンスであるという結果[3,7,16,20]が得られている。したがって，コンプライアンスを高めるためにはどのような対策を講じるべきかという問題は，統合失調症の臨床においてきわめて重要な課題と言える。

　近年，錐体外路症状などの副作用が少なく，陰性症状・認知機能障害・難治性の陽性症状にも効果があるとされる新規薬が数多く登場し，日本においても使用できる状況となっている。これらの新規薬は，いずれも効果・副作用面の改善をもたらし，コンプライアンスの向上につながることが期待されている[4,18]。しかし，新規薬への切り替え（スイッチング）によって実際にコンプライアンスが向上するか否かに関する実証的研究は乏し

い現状にある。そこで本章では，コンプライアンスに関する先行研究を参考にしながら，新規薬そのものがコンプライアンスの向上に寄与する可能性とともに，われわれの外来における調査結果に基づき，切り替えという臨床技法がコンプライアンスに与える影響について検討してみたい。

I．コンプライアンスに関係する因子とその対策

コンプライアンスに関係する因子については，これまで様々な角度から研究がなされてきた。まずそれらの因子を挙げながら，新規薬に関連した事柄を中心に，コンプライアンスを向上させる対策について，われわれの経験をもとに述べていきたい。

1．薬物の要因
1）副作用

従来薬による治療では，副作用がノンコンプライアンスの要因の4分の1～3分の2を占めている[3]。しかし，副作用はノンコンプライアンスの患者に必ずしも認められるわけではなく，むしろコンプライアンス良好な患者に高頻度で認められる[8]という報告もある。

①錐体外路症状：急性錐体外路症状であるジストニア・アカシジアは，患者に恐怖と混乱をもたらす可能性が高い副作用である。実際に体験していない者の目から見ても，相当につらそうな副作用であり，その後のノンコンプライアンスに結びつきやすいことは容易に想像できる。ジストニアに関しては，耐性が生じて一過性であることが多く，抗コリン薬が有効である[12]。アカシジアは治療のどの時期にも起こり，抗コリン薬は効果的ではないが，全く起こらない患者も意外に多い[12]。わが国では，ジストニア・アカシジア→拒薬という一連の流れを恐れるあまり，最初から抗コリン薬が併用されることが多く，（ジストニア・アカシジアが認められなくても）その後も漫然と抗コリン薬が投与されて，多剤併用や抗コリン性の副

作用増強の原因となってきた。パーキンソニズムは，手指振戦として約4分の1の患者に自覚されており，従来薬による薬剤性パーキンソニズムの50％は抗コリン薬による治療継続を必要とする[12]。パーキンソニズム・遅発性ジスキネジア・構音障害・アキネジアなどの慢性・遅発性の錐体外路症状では，患者が苦痛を訴えることは意外に少ないが，家族・近親者にとっては見るに忍びないもので，精神障害者に対する差別を助長し，間接的にノンコンプライアンスにつながることも予想される。新規薬はいずれも，従来薬に比べてこうした急性・慢性・遅発性の錐体外路症状の発生が少なく，抗コリン薬の併用を少なくできる可能性がある。

②眠気・過鎮静：眠気・過鎮静が起こる薬は，急性期治療ではともかく慢性期の維持療法では患者に嫌われる。強すぎる鎮静効果は維持療法では不必要であるし，かえって不機嫌状態を招く恐れさえある。また有職者はもちろん，職に就いていなくても意欲低下や昼夜逆転傾向を増強する可能性があり，こうしたデメリットの除去が薬剤選択の大事な要件の1つであることは間違いない。新規薬のうち risperidone，perospirone は，眠気・過鎮静が起こりにくい。

③体重増加：体重増加は40年近く前から抗精神病薬による副作用の1つとして報告されてきたが[11]，食事内容の欧米化傾向が強まり飽食の時代と呼ばれる現代では，ますます考慮に値する副作用になってきたと言えるかもしれない。実際，この副作用が患者に与える影響は，われわれ精神科医が考えている以上に大きい。全家連（全国精神障害者家族会連合会）が行ったアンケート調査[19]でも，患者自身が自覚する副作用としては体重増加が口渇に次いで第2位（39.9％）であった。統合失調症患者の肥満は，抗精神病薬や精神症状によって緩慢になりがちな患者の動作をさらに遅くし，それがまた肥満を増悪させるという悪循環をもたらす。美容上の理由などから，ノンコンプライアンスの原因ともなりかねないし，高血圧，糖尿病，冠動脈性心疾患，脳卒中，乳癌，変形性脊椎症・膝関節症などの整形外科的障害などを引き起こして[15]，患者のQOLを低下させ生命を危う

くする恐れもある。

　こうした点を考えれば，体重増加は錐体外路症状以上に重大で危険な副作用であり，今後さらに統合失調症治療における重要な課題となることも予想される．対策としては，①体重増加が少ない haloperidol などへの変更（薬剤の減量は無効である）[11]や，一般の肥満と同様，②食事療法（食事・栄養指導を含む）[13]，③運動療法（軽・中等度の有酸素運動を1回10〜15分以上，可及的に長期間継続する）[21]につきるようだ．一般に従来薬より新規薬の方が体重増加を起こしやすく（従来薬でも sulpiride, chlorpromazine, thioridazine などで起こりやすい），新規薬の中では，clozapine, olanzapine でその傾向が高く，risperidone は比較的低いと言われている[11]．

　④性機能障害：抗精神病薬は，下垂体前葉の乳腺刺激細胞に対するドパミンの抑制作用を遮断して，プロラクチンの血中濃度を上昇させる[1]．その結果，女性では無月経，男性では勃起不全・射精不能，さらに女性化乳房・乳汁分泌などが起こってくる可能性がある．性機能障害は，特に若年の患者に衝撃を与え，あらかじめ情報を与えておかないとノンコンプライアンスに結びつく恐れもある．新規薬のうち quetiapine, olanzapine は性機能障害が起こりにくい．

　⑤抗コリン性の副作用：口渇は軽視されがちな副作用であるが，患者が自覚する副作用の中では最多（45.2％）[19]である．病的多飲水の範疇には入らなくても，常にペットボトルに水を入れて持ち歩く患者もいる．水ではなく清涼飲料水を多飲すれば，肥満や糖尿病性ケトアシドーシスの原因ともなる．

　便秘も軽視されがちな副作用の1つと言えるだろうが，毎日のこととなると相当な苦痛を伴うことは言うまでもない．単に下剤投与といった対策がとられていることが多いが，下剤を用いても腹痛や腹部不快が起こりうる．さらに長年抗コリン薬を投与され続けて麻痺性イレウスを併発した場合は，腸管運動促進剤，副交感神経興奮剤，コリン作動薬，dinoprost（PGF2α）などが全く効かなくなってしまい，最悪の場合は生命が危う

くなることもある。

　抗コリン性の副作用として認知機能障害が知られるようになったのは比較的最近である。治療に関連した認知機能障害としては，毎食後の服薬などの日常習慣に対する「うっかりミス」の形であらわれる。「さっきのんだ」と思って服用しなかったり，逆にのみすぎたりする。これらは患者の元々の能力や統合失調症そのものによる症状としても起こってくるが，抗精神病薬や抗コリン薬による抗コリン作用によって増強される。

　新規薬はいずれも認知機能に対する改善効果を有すると考えられる。また，便秘・イレウス，口渇なども，抗コリン作用のない risperidone, perospirone では生じにくいと考えられる。われわれが事前に知っておかなければならないこととして，抗精神病薬の抗コリン作用は，併用される抗コリン薬に比べるときわめて少ないということがある。たとえば，biperiden 2 mg の抗コリン作用は，thioridazine 200 mg, chlorpromazine 300 mg, clozapine 375 mg の抗コリン作用に相当する[9]のである。したがって，「抗コリン作用」だけをとってみれば，抗精神病薬の抗コリン作用に対して過敏になるよりも，抗コリン薬の併用を減らすことの方がさらに重要と言えるのである。

　⑥ディスフォリア：抗精神病薬によるディスフォリアとは，患者が「処方された薬剤のせいだとみなす漠然とした不快感」と定義[28]される。患者は，「自分が自分でないような感じがする，いつも何かに制限されている感じがする」といった漠然とした不快感・違和感を訴える。ディスフォリアを訴える患者は抗精神病薬に対する反応性が良好である[28]ことを示しているが，同時にネガティブな薬物体験となり，ノンコンプライアンスの原因ともなる[2]。Olanzapine, risperidone はディスフォリアが生じにくいとされている[4]。

　2）多剤併用・大量投与

　多剤併用は，抗コリン薬など，副作用のための薬を漫然と併用したり，複数の抗精神病薬を同時に投与することの結果として生じる。抗コリン薬

併用による副作用は前述したとおりだが，複数の抗精神病薬による多剤併用は錐体外路症状などの副作用を増強してしまう。抗精神病薬の大量投与も，とりわけ維持療法においては，効果の面でも意味がなく副作用だけを増強する結果となる。錐体外路症状が少ない新規薬を適量用いれば，副作用も軽減して多剤併用を減らすことができ，コンプライアンスの向上に結びつくと考えられる[23]。

3）服用回数・服用剤数

服用回数を多く設定することは，大量投与の場合には1回の服用量を少なくすることになり副作用の軽減につながるが，コンプライアンスの観点からはきわめて不利である。つい最近まで入院中心医療が続いていた日本では，入院中の管理のしやすさから，外来治療に移行した後でも，1日3～4回投与がそのまま続けられている場合が多い。しかし，1日の服用回数・服用剤数を減らすことが服薬しやすさにつながることは誰の目にも明らかであろう。新規薬は，適量処方を心がけさえすれば，服用回数・服用剤数が減少し，コンプライアンスの向上につながることが期待される[23]。

2．精神症状の要因

思考障害（被害妄想・連合弛緩），自我意識障害（作為体験），幻聴，急性期の精神運動興奮（錯乱）などの陽性症状や，自閉や意欲低下などの陰性症状に関連してノンコンプライアンスとなることがある[29]。統合失調症には抑うつや認知機能障害の合併が意外に多い[24]。抑うつの合併や，治療意欲の減退はノンコンプライアンスにつながる。認知機能障害，特に記憶障害がある患者では，コンプライアンスが不良であるにもかかわらず自らはそれを認識していない傾向がある[5]。新規薬は陽性症状・陰性症状，認知機能障害，感情障害についての治療効果が知られている[24]。

3．患者側の要因

1）ついうっかりのみ忘れる

外来患者が「ついうっかりのみ忘れる」ことは，認知機能障害のせいばかりでなく意外に多い[3]。対策は，認知機能に好影響を与える新規薬を使い，服用回数を減らし，服薬カレンダーをつけさせることなどが考えられる。

2）病気を受け入れることの難しさ

病識が乏しければ当然コンプライアンスは低下する[3]。患者にとって精神障害，とりわけ統合失調症であることを受け入れることは，相当な恐怖・混乱・当惑を伴う体験である。まさに人生における最大の危機といっても過言ではないかもしれない。これは，陽性症状や認知機能障害が改善したり，病気についての説明を受ければ病識が得られるといった単純な問題ではなさそうである。しかし，病気についての正確な情報を与えずに病識が得られるものではない。筆者らは最近，再発・再入院の症例では原則として統合失調症の告知を行うという方針で診療を行っている。その際に，従来薬で治療されていた患者には新規薬への切り替えを勧めている。

3）変化を好まない性質

病識が乏しくても精神症状が安定していて，長期間外来通院・服薬を行う者がいる。彼らを支配しているのは，あらゆる変化を望まず，同じことの繰り返しを好む性質である[4]。新規薬への切り替えは，副作用や精神症状の改善については有利に働く可能性が高いが，こうした変化を好まない患者に対してはかえって混乱をもたらし，コンプライアンスに悪影響を与える可能性がある。

4．治療者側の要因

1）医師の薬物療法についての知識・技量

精神科医の，副作用への対処・新しい薬についての知識・薬物療法に対する考え方などはコンプライアンスと大いに関係がある。患者側の要因を云々することより，むしろこちらの方がコンプライアンスに大きく影響するかもしれない。

2）患者に対する説明不足（病気・病状・薬）

これまで，病気・病状・薬に関する詳しい説明は，意図的に避けられてきたきらいがある。何年も通院していながら，自分の病名や処方内容を知らされていない患者は数多くいる。筆者ら[23]は，コンプライアンスの向上，再発防止の観点から統合失調症の病名・病状告知（ともかく病気に関する正確で詳細な情報）を推進する必要があると考えている。

5．経済的要因

経済的困窮者ではコンプライアンスは低下する[22]。また，新規薬は従来薬に比較して薬価は高い[17]。しかし，これまでの新規薬の治療における経済効果を検討した報告では，その多くが新規薬による治療は，再燃を抑制し入院期間を短縮させるために直接費用を減少させること，社会復帰を促進し間接費用も減少させるため薬価コストの増加を充分に代償できるとしている[17]。新規薬への切り替えは国民全体の医療費を抑制するだけでなく，患者や家族の経済的負担を軽減させ，コンプライアンスの向上につながると言えそうである。

6．その他の要因（通院期間・入院回数）

通院期間が1年以上になると服薬中断の比率が高くなるので，その時期の働きかけが重要である[26]と言われている。また，通院期間が2年以上になると服薬の一時中断者の比率が55.1%になるという報告[25]もある。入院回数（精神症状悪化の経験）とコンプライアンスはあまり関係がないという報告[25]もあるが，頻回入院者とノンコンプライアンスに強い相関があるとしている報告[10]もある。

II．盛岡市立病院精神科外来におけるコンプライアンス研究

前項でも述べたように，新規薬への切り替えは，副作用の軽減，精神症

状(陽性症状・陰性症状・認知機能障害・感情障害)の改善,投薬量・併用薬・投与回数の減少,などをもたらす可能性があり,コンプライアンスの向上には有利に働くことが期待される。そこでわれわれは,新規薬への切り替えによって,コンプライアンスの向上がもたらされる否かを検証する目的で,盛岡市立病院精神科外来においてコンプライアンスに関する調査を行った。

1.対象

対象は2001年10月9日～11月8日,1ヵ月間に盛岡市立病院精神科外来を1回でも受診したことがあり,筆者(上田)が主治医である統合失調症患者(再来)のうち,外来で12ヵ月以上経過を観察が可能であった者62例である。

2.方法

上記の62例に関して次の項目について調査した。

1)調査項目

①抗精神病薬の投与剤数,②投与回数,③全処方数(種類),④抗コリン薬の併用率,⑤過去における持続的な副作用の有無,⑥入院回数,⑦通算入院期間,⑧前回退院後の通院期間,⑨服薬観,⑩新規薬使用の有無,⑪新規薬だけで治療されている群(新規薬群),⑫従来薬だけで治療されている群(従来薬群),⑬切り替えの有無

2)服薬観の調査

対象患者群の「服薬観」をDrug Attitude Inventory (DAI)-10「薬に対する構えの調査票・日本語版-10(短縮版)」(慶応大学精神神経科臨床精神薬理研究班訳)で評価した。

DAIは,1983年Hoganら[8]が発表した服薬観についての自記式評価尺度で,抗精神病薬や薬物療法に対する被検者の印象や態度・体験についての回答から,服薬コンプライアンスを判定するのに有用な30項目(短縮版は

表1　薬に対する構えの調査票（Drug Attitude Inventory）短縮版　DAI-10

1．わたしにとって，薬の良いところは悪いところを上回っている。
　　　　　　　　　　　　そう思う（＋1点）　　そう思わない（－1点）
2．薬を服用していると死人のようで，とても変な感じだ。
　　　　　　　　　　　　そう思う（－1点）　　そう思わない（＋1点）
3．わたしは，自分自身の自由な選択で薬を服用する。
　　　　　　　　　　　　そう思う（＋1点）　　そう思わない（－1点）
4．薬は，もっとゆったりした気持ちにしてくれる。
　　　　　　　　　　　　そう思う（＋1点）　　そう思わない（－1点）
5．薬は，自分を疲れさせのろまにさせる。
　　　　　　　　　　　　そう思う（－1点）　　そう思わない（＋1点）
6．わたしは，病気のときだけ薬を服用する。
　　　　　　　　　　　　そう思う（－1点）　　そう思わない（＋1点）
7．薬を服用しているともっと正常な気持ちになれる。
　　　　　　　　　　　　そう思う（＋1点）　　そう思わない（－1点）
8．わたしのこころや体が薬に支配されるのは不自然だ。
　　　　　　　　　　　　そう思う（－1点）　　そう思わない（＋1点）
9．薬を服用しているとわたしの考えはもっとはっきりしてくる。
　　　　　　　　　　　　そう思う（＋1点）　　そう思わない（－1点）
10．薬を服用し続けていれば，病気になるのを防ぐことができる。
　　　　　　　　　　　　そう思う（＋1点）　　そう思わない（－1点）

薬やこの質問表についてさらにご意見があれば，以下または裏面にお書き下さい。

慶大精神神経科臨床精神薬理研究班訳

10項目）を抽出して作成されたものである[27]（表1）。被検者は，表1に挙げた各設問に対して，その内容を自己に照らして肯定的に捉えれば○，否定的であれば×を選択する。各回答が，服薬観として肯定的な回答をしていればプラス1点，否定的な回答の場合マイナス1点が配点され，これらを合計した最終得点が正の場合は肯定的服薬観を，負の場合は否定的服薬観を表すとされている[27]。

　3）服薬コンプライアンスの判定
　服薬コンプライアンスの判定は，渡邊[27]の方法にならい下記の判定基準

にしたがって行った。対象者の外来診療全記録および諸記録を分析し，12ヵ月（渡邉[27]の原法では24ヵ月）の全経過を通じて，以下の（a），（b） 2 点のうちいずれかを満たす場合を，「コンプライアンス不良群 non-compliant群：以下 NC 群」，またこれに該当しなければ「コンプライアンス良好群 compliant 群：以下 C 群」と判定した。

（a）処方間隔と通院間隔との間に明確なずれがあり，その差が処方間隔の2分の1以上に及ぶ期間が12ヵ月中に一度でもある（例：処方間隔が14日ごとであるのに，通院が21日間隔になっている）。

（b）医師の意図した処方量を服用していない旨の記載が一度でもある（例：処方が1日3回服用となっているにもかかわらず，1日2回しか服用していない旨の記載がある）。

C 群と NC 群について，①抗精神病薬の投与剤数，②投与回数，③全処方数（種類），④抗コリン薬の併用率，⑤過去における持続的な副作用の有無，⑥入院回数，⑦通算入院期間，⑧前回退院後の通院期間，⑨服薬観（DAI-10），⑩新規薬使用の有無，⑪新規薬群，⑫従来薬群，⑬スイッチングの有無，に関する比較を行った。

4）新規薬と従来薬

新規薬群と従来薬群において，服薬コンプライアンス，服薬観（DAI 得点）の比較を行った。

3．結果

1）全体：62例（男：女＝17：45　平均年齢＝48.0歳）

①抗精神病薬の投与剤数は，1剤が最多で35例（56.5％），平均1.56±0.74剤であった。②平均投与回数は2.65±1.12回，③全処方数は3.55±1.71剤であった。④抗コリン薬を投与されている患者は，40例（64.5％）であった。⑤過去における持続的副作用を認めたものは24例（38.7％），⑥入院回数は2.13±1.85回，⑦通算入院期間は42.19±7.05ヵ月，⑧前回退院後の通院期間は106.94±87.33ヵ月，⑨DAI-10の平均は4.48±3.71

表2　コンプライアンス良好群（C群）とコンプライアンス不良群（NC群）の比較

	C群	NC群	
①抗精神病薬の投与剤数	1.49± 0.65	1.85± 0.99	N.S.*
②投与回数	2.76± 1.15	2.23± 0.93	N.S.*
③全処方数	3.55± 1.84	3.54± 1.13	N.S.*
④抗コリン薬の併用あり	29(59.2%)	11(84.6%)	N.S.**
⑤過去における持続的副作用あり	23(46.9%)	1(7.7%)	$p=0.0098$**
⑥入院回数	2.16± 1.91	2.00± 1.68	N.S.*
⑦通算入院期間（月）	36.04±59.48	63.96±87.81	N.S.*
⑧前回退院からの通院期間（月）	96.90±86.28	144.77±83.84	$p=0.0306$*
⑨服薬観（DAI得点）	4.88± 3.04	3.00± 5.46	N.S.*
⑩新規薬の使用あり	33	2	$p=0.0008$**
⑪新規薬のみで治療	22	2	N.S.**
⑫従来薬のみで治療	16	11	N.S.**
⑬スイッチングあり	28	2	$p=0.0074$**

＊Mann–Whitney U–test　＊＊χ^2検定

点，⑩新規薬の投与を受けている患者は35例（56.5%），⑪新規薬群は24例（38.7%），⑫従来薬群は27例（43.5%），⑬スイッチングを受けた患者は29例（46.8%）であった。

　2）服薬コンプライアンスについて

　全62例のうちC群は49例（79.0%，男：女＝12：37，平均年齢47.4歳），NC群は13例（21.0%，男：女＝5：8，平均年齢50.0歳）であった。

　3）C群とNC群の差異について

　C群とNC群の13項目における比較を表2に示した。統計学的解析は，Mann–Whitney U–test，χ^2検定を用いた。表2に示したように，①抗精神病薬の投与剤数，②投与回数，③全処方数（種類），④抗コリン薬の併用率，⑥入院回数，⑦通算入院期間，⑨服薬観（DAI-10），⑪新規薬群，⑫従来薬群，の9項目については統計学的有意差が認められなかった。⑤過去における持続的な副作用の有無，⑧前回退院後の通院期間，⑩新規薬使用の有無，⑬切り替えの有無の4項目については統計学的有意差が認められた。

4）新規薬群・従来薬群と服薬コンプライアンス・服薬観

新規薬群は24例（risperidone 22例，olanzapine 1例，quetiapine 1例），従来薬群は27例であった。新規薬群はC群22例，NC群2例，従来薬群はC群16例，NC群11例であった。新規薬群は従来薬群に比して，有意にコンプライアンスが良好であるという結果が得られた（χ^2検定　p=0.008）。服薬観（DAI得点）については，新規薬群4.21±3.50点，従来薬群4.30±4.16点で，両者間で有意の差は認められなかった（Mann-Whitney U test）。

4．考察

1）コンプライアンス不良の問題

盛岡市立病院精神科外来通院中の患者62例中13例（21.0％）にコンプライアンス不良を認めた。この結果は，先行研究の結果[3,7,16,20]と比較すると低い。この理由は，対象症例の服薬判定期間が12ヵ月間と短期間であったためと考えられ，判定期間を長くとれば先行研究の数値に近づくものと思われるが，新規薬への切り替えによってコンプライアンスが向上したという可能性もある。

2）コンプライアンス良好・不良の要因

C群とNC群において，投与回数・投与剤数・抗コリン薬の併用・入院回数・通算入院回数については有意な差が認められなかった。これらについてはさらに広範囲で客観的な調査が必要であると考えられた。C群は，過去における持続的副作用を認めた割合が高く，NC群は逆にそれが低かった。これは，過去において持続的な副作用が認められた患者は，（副作用が認められない）現処方に満足しているためにコンプライアンスが向上したという解釈が可能である。NC群はC群に比較して，前回退院後の通院期間が有意に長かった。これは通院期間が長くなればコンプライアンスは低下するという先行研究の結果[25,26]と一致していた。服薬観（DAI-10）については，C群・NC群共に高い値（服薬観良好）を示しており，両者

間に有意の差は認められなかった。また，新規薬群・従来薬群でも両者間に有意の差は認められず，スイッチングによって患者の服薬観が向上するという結果とはならなかった。これは，処方医と調査者が同一であったため，患者が処方医に気兼ねして両者共高い値となった可能性が考えられる。今後は調査者と処方医を別にするなどの工夫が必要であると考えられた。

3）新規薬への切り替えとコンプライアンス

C群はNC群に比して，①新規薬の投与を受けている割合が有意に高く，②切り替えを受けている割合が有意に高い，薬物の側から見れば，③新規薬のみを投与されている群は従来薬のみを投与されている群に比してコンプライアンス良好のものが有意に多い，という結果が得られた。この結果からは，切り替えによってコンプライアンスが向上した可能性と，元々コンプライアンスが良好な患者に対して切り替えを行ったという2つの可能性が導き出される。今回の調査は，後方視的研究であるので，厳密には切り替えによってコンプライアンスが向上するか否かを検証するのは困難である。しかし，実際に切り替えを行った立場からは，切り替えそれ自体がコンプライアンスの向上をもたらしたという印象が強い。

Ⅲ. 新規薬への切り替えとコンプライアンスの向上——要約

コンプライアンス向上への対策としては，ノンコンプライアンスの要因を探り，①適当な時期を選んで患者・家族に対して病気・病状・薬に関する詳しい説明を行うこと，②精神症状（陽性症状・陰性症状はもちろんであるが，認知機能障害，感情障害については患者自らが訴えることが少ないので注意を要する）の改善を図ること，③薬の副作用への対処を怠らず，なるべく副作用を減らすようにすること，④可能な限り投薬量・併用薬・投薬回数を減らすこと，⑤通院中に適切な働きかけを行うこと，などが必要である。

第4章 新規薬への切り替え(スイッチング)とコンプライアンスの向上

新規薬への切り替えによって，これら全てが改善されるわけではないが，コンプライアンスに関係する因子に対して直接・間接的に様々な影響を与えてコンプライアンスの向上がもたらされる可能性がある．また，今回のわれわれの外来における調査結果から，切り替えによって，コンプライアンスの向上がもたらされる可能性があることが示唆された．

文 献

1) Aitchison, K. J., Meehan, K., Murray, R. B.：分裂病圏精神病の初回エピソードへの処方．初回エピソード精神病(嶋田博之，藤井康男訳)，pp. 57-88, 星和書店，東京，2000.
2) Awad, A. G.：Subjective response to neuroleptics and the quality of life：implications for treatment outcome. Acta. Psychiatr. Scand., 89[Suppl. 380]：27-32, 1994.
3) Fenton, W. S., Blyler, C. R., Heinssen, R. K.：Determinants of medication compliance in schizophrenia；empirical and clinical findings. Schizophr. Bull., 23：637-651, 1997.
4) 藤井康男：分裂病患者への抗精神病薬治療と Quality of Life. 臨床精神薬理, 1：135-151, 1998.
5) 藤井康男：分裂病患者の認知機能障害の改善をめざして．臨床精神薬理, 2：311-322, 1999.
6) 畑田けい子，中根允文：服薬コンプライアンスと分裂病の長期転帰．臨床精神医学, 28：609-614, 1999.
7) 畑　俊治，橋本雅雄：統合失調症の「再発」と臨床的「関わり」——長期通院維持の要因について——. 社会精神医学, 9：165-172, 1986.
8) Hogan, T. P., Awad, A. G., Eastwood, R.：A self-report scale predictive of drug compliance in schizophrenics：reliability and discriminative validity. Psychol. Med., 13：177-183, 1983.
9) 稲垣　中，稲田俊也，藤井康男他：抗パーキンソン薬の等価換算．向精神薬の等価換算, pp.61-76, 星和書店，東京, 1999.
10) Jefferey, H. G.：Frequent Rehospitalization and Noncompliance with Treatment. Hospital and Community Psychiatry, 39：963-967, 1988.
11) 嘉納明子：抗精神病薬の食欲増進作用・肥満．こころの臨床 á･la･carte, 19(増刊号)；241-243, 2000.
12) Kaplan, H. I., Sadock, B. J.：薬物起因性運動障害．精神科薬物ハンドブック向精神薬

療法の基礎と実際第2版(神庭重信, 八木剛平監訳), pp. 234-241, 医学書院, 東京, 1997.
13) 加藤清恵, 松岡健平：無理のない食事療法. 総合臨床, 46(8)：2146-2150, 1997.
14) Marder, S. R. : Facilitating compliance with antipsychotic medication. J. Clin. Psychiatry, 59(suppl. 3)：21-25, 1998.
15) 松岡健平, 上島国利：統合失調症治療における生活習慣病のコントロール—肥満・糖尿病治療を中心に—. 臨床精神薬理, 4：1473-1485, 2001.
16) 西園昌久：いわゆる「再発」と再発研究の問題点. 臨床精神医学, 9：891-900, 1974.
17) 諸川由実代：非定型抗精神病薬治療の世界的動向. 臨床精神薬理, 4：1615-1624, 2001.
18) 諸川由実代：非定型抗精神病薬—SDA—の社会復帰に果たす役割. 臨床精神薬理, 4：317-324, 2001.
19) 岡上和雄, 丹野きみ子：当事者本人からみた社会復帰過程における薬物の効果. 臨床精神薬理, 4：369-376, 2001.
20) 大熊輝雄, 福間悦夫：統合失調症の「再発」に関する実態調査. 精神医学, 12：41-50, 1970.
21) 佐藤祐造, 大矢秀一, 奥山牧夫：無理のない運動療法. 総合臨床, 46(8)：2151-2155, 1997.
22) 田所千代子, 上島国利：再燃・再発防止のための drug compliance. 臨床精神薬理, 4：563-570, 2001.
23) 上田　均, 酒井明夫：Risperidone を使いこなす：従来薬から risperidone への切り換え：その1. 臨床精神薬理, 4：1351-1358, 2001.
24) 上田　均, 酒井明夫：Risperidone を使いこなす：従来薬から risperidone への切り換え：その2. 臨床精神薬理, 4：1463-1471, 2001.
25) 早稲田隆, 川谷大冶, 西園昌久：外来通院中分裂病患者の薬物コンプライアンス. 精神薬療基金年報, 21：270-277, 1990.
26) 早稲田隆：統合失調症の維持療法における薬物コンプライアンスの臨床的研究. 精神神経学雑誌, 100：261-290, 1998.
27) 渡邊衡一郎：服薬コンプライアンスに対する通院統合失調症患者の服薬観と病識の影響. 慶應医学, 77：309-317, 2000.
28) Weiden, P. J., Mann, J. J., Dixon, L. et al. : Is neuroleptic dysphoria a healthy respomse? Compr. Psychiatry, 30：546-552, 1989.
29) 山田和男：抗精神病薬のコンプライアンス. 臨床精神薬理, 4：571-577. 2001.

第5章

高齢者を中心とした risperidone の適応外処方

　本章では risperidone の適応外処方，つまり統合失調症以外の疾患に対する使用について述べる。抗精神病薬の公式適応はほとんどの場合，統合失調症に限られている。しかし，精神科医療では，統合失調症以外の疾患や様々な臨床場面で，抗精神病薬を使うことが多い。例を挙げれば，精神病像を伴う気分障害，双極性障害の躁状態，老年期を中心とした器質性精神障害（せん妄，妄想性障害，徘徊などの問題行動），知的障害に伴う問題行動，人格障害の衝動性，などに対しての使用がある。Risperidone はこうした疾患・状態にも使用可能だろうか？　使用できるとしたら，どんな点に注意すればいいだろうか？

　抗精神病薬だけにあてはまる問題ではないが，たとえば上記の疾患や状態に抗精神病薬を使用するとき，精神科医が何を考えているかといえば，①速く確実に効果を出したい，②副作用はなるべく出したくない，③抗コリン薬などの併用薬を多くしたくない，④高齢/痴呆/知的障害があるので抗コリン作用は必要ない，できれば認知機能への影響も避けたい，⑤薬物相互作用を発現させたくない，⑥状態が落ち着いたら速やかに中止したい，⑦高齢者や場合によっては小児に対しても使用したい，などがあるように思う。

　われわれは，risperidone はこうした要求にかなりの程度応えられる抗精神病薬であると考えている。以下に，症例を挙げながら，risperidone の適応外処方への有用性と使用上の注意点について述べてみたい。

I. 高齢者に対する効果

1. せん妄に対する効果

［症例1］重篤な循環器系合併症がある高齢患者に夜間せん妄が併発した。以前の入院時にもせん妄を併発したが，その際，haloperidol を投与したところ嚥下障害が起こったという。今回は低用量の risperidone を使用したところ，副作用が出現することなくせん妄が改善した症例。

<u>81歳　男性　無職</u>

若い頃は公務員として働いていた。10年前に妻を肺癌でなくし，次男夫婦と同居している。次男の嫁によると，高齢だが頭の働きはしっかりしており，正義感が強く曲がったことが嫌いという。2年前に心筋梗塞になり，A病院内科に約2ヵ月間入院した。X年8月Y日，うっ血性心不全，陳旧性心筋梗塞で当院内科に入院した。Y+1日夜から，見当識障害がみられ，家に帰ると言って病棟内を徘徊するなど夜間せん妄が出現した。内科医が tiapride 50 mg，brotizolam 0.25 mg を就寝前に投与したが全く眠らず，付き添いの家人が目を離したすきに，病棟の廊下に出て転倒して顔面を打撲し，皮下血腫を作ってしまった。以上のことから，Y+3日，精神科に紹介となった。以前のA病院入院時にもせん妄状態となり，haloperidol を使ったところ嚥下障害が起こり飲食物を摂取できなくなり，一時，経管栄養になったという。精神科受診時には，見当識は保たれ興奮もなく，夜間不眠の自覚はないものの，家人や看護師から夜間の徘徊や興奮を指摘されて本人はしきりに恐縮していた。看護師によると，夜間は一睡もしないが午前5時頃から興奮は静まり，午後3時頃まで傾眠が続くという。上記の処方に加えて，夕食後に risperidone 0.5 mg を追加投与したところ，病棟内を徘徊することはなくなり，1週間ほどの間，夜間に眠ったり，あまり眠らなかったりという日が続いた後，次第に眠れる日の方が多くなってきた。今回は嚥下障害は起こらず，食事も自力で摂取できた。身

第5章　高齢者を中心とした risperidone の適応外処方　135

	入院　1日　3日	10日	3週間 退院
夜間せん妄			
RIS	0.5mg		
Tiapride	50mg		
Brotizolam	0.25mg		

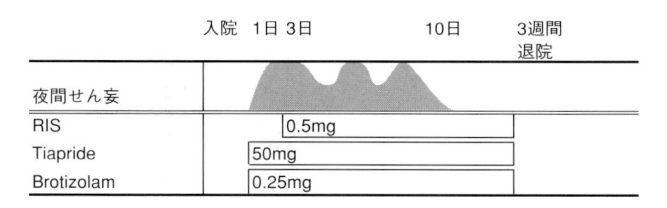

図1　症例1

体状況が改善し約3週間後に退院となった。退院後は夜間の見当識障害などのせん妄症状が改善したため投薬を中止したが，せん妄は再燃していない（図1）。

［症例1の考察］

われわれは，この症例以外にも多くの高齢せん妄症例に対して risperidone を使用している。Risperidone は，低用量（0.25〜0.5 mg）で用いる限り，歩行障害，嚥下障害など高齢者特有の副作用も少なく，せん妄に対する改善効果も速くて確実であるという印象を持っている。

高齢化時代を反映して，精神科ばかりでなく，それ以外の科（内科・外科・整形外科など）でも高齢患者の割合がますます増加してきている。せん妄への対処は，薬物療法よりも，原因（身体状況，薬物）の除去や環境への配慮などが重要である[29]が，とりあえず夜は安眠していただくことが総合病院では身体科との連携上必要になってくる。Risperidone を（過活動型）せん妄に対する第1選択として用いる方法は，岡本ら[20]によっても報告されている。Risperidone は，①ドパミン遮断作用による興奮の改善作用がある，②5-HT_{2A}遮断作用により錐体外路症状（歩行障害，嚥下障害）が少ない，③5-HT_{2A}遮断作用による深睡眠増加作用[8]がせん妄の改善に有利に働く可能性がある，④抗コリン作用がないため，それ自身がせん妄を惹起しにくく増悪させることも少ない，などからせん妄の治療に非常に有利であると思われる。ただし，高齢のせん妄患者では，抗$α_1$アドレナリン作用による低血圧を引き起こしやすいので，0.5 mg以下の低用量で用いること，それでも転倒などの低血圧症状が出現するようなら使用を

中止するなどの注意が必要である。要するに，これまでのせん妄に対する精神科医の伝家の宝刀である，haloperidol の代わりに risperidone を使うわけである。

最近，筆者（上田）が行っているせん妄の薬物療法を参考までに記す。

1）低活動型（興奮がない）～混合型（夜間のみ興奮）軽度では，何も処方しないか，trazodone 25 mg や mianserin 10 mg を就寝前に投与する。ごく軽度では fluvoxamine 25 mg の夕食後投与が有効な場合もある。

2）混合型中等度～過活動型（常に興奮が著明）では，①tiapride 75～200 mg を1日3～4回投与＋trazodone 25 mg を就寝前投与する，②risperi-done 0.25～0.5 mg を夕食後投与＋trazodone 25 mg を就寝前投与する，③それでも夜間に興奮が強い症例では，risperidone 内用液 0.5 cc を追加投与（液剤ならせん妄状態でもなんとか飲ませることができる）する。

せん妄に対して risperidone を用いる方法は，かなり浸透してきているのではないかとも思うが，鎮静効果が弱いと考えて使用をためらっている方がいたら是非一度お試しいただきたい。

2．痴呆に伴う問題行動に対する効果

[症例2] アルツハイマー病患者に問題行動（たえず大声を出す，暴力）が出現し，他院より紹介入院となった。従来薬を中止し，risperidone 1 mg を投与したところ，副作用を示すことなく問題行動が改善した症例。

<u>73歳　男性　無職</u>

尋常高等小学校卒業後，鉄道会社に入社。60歳の定年まで勤めた後退職し，妻と2人で暮らしていた。約3年前から，記憶障害が出現し，次第に見当識障害，認知障害（妻の顔がわからない）などの痴呆症状が進行し，X－2年3月，A病院神経内科でアルツハイマー病の診断を受けた。X年1月2日，自宅でうつぶせになって意識消失し，B病院内科に入院した。入院後次第に，幻視・幻聴の存在を疑わせるような行動がみられはじ

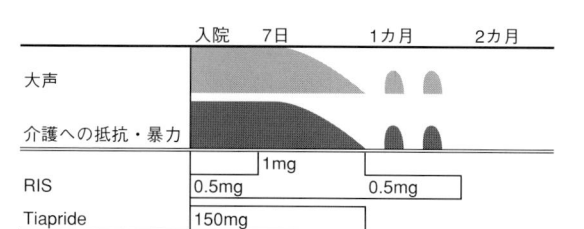

図2　症例2

め，8月に入り，昼夜を問わず突然まわりがびっくりするような大声で叫ぶようになった。歩行障害が進み，ほとんど寝たきりの状態になったが，介護に対する抵抗も強く，看護師を殴るなどの暴力行為もみられるようになったため，8月下旬，当院に紹介入院となった。

　紹介時点の処方は，tiapride 50 mg，chlorpromazine 37.5 mg，haloperidol 3 mg であった。入院後，tiapride 150 mg，risperidone 0.5 mg で治療を開始した。7日後，risperidone を 1 mg に増量したところ，大声を出す頻度は減少し，次第に介護への抵抗・暴力行為が消失していった。入院1ヵ月後には，2～3日に1回，大声ではあるが短い発声がみられる程度の安定した状態が続くようになったため，tiaprideを中止し，risperidoneを再び 0.5 mg に減量，2ヵ月後には中止した。入院期間中，過鎮静，嚥下障害，振戦などの副作用は認められなかった（図2）。

［症例2の考察］

　アルツハイマー病に伴う問題行動（大声，暴力，介護への抵抗）に対して，低用量の risperidone が有効であった。せん妄と同様，痴呆患者も身体的にハイリスクであり，こうした問題行動に対して，従来薬で治療すると，どうしても身体機能の低下が起こりやすかった（しかも問題行動はさっぱり改善しないこともよくあった）。われわれの経験では，こうした症例に低用量の risperidone を用いると，副作用を示すことなく問題行動・精神症状が速やかに改善する場合がある。

　アルツハイマー病の問題行動に risperidone を用いて有効だったとする

報告[4,10,11]はすでにいくつかある。それらを要約してみると，①1mg以下の低用量で用いること，②攻撃行動に特に有効であること，③認知機能障害の悪化が起こりにくいこと，④急性・慢性の錐体外路症状はhaloperidolよりは起こりにくいが，低用量でも起こる場合もあること，などである。アルツハイマー病では，中枢におけるアセチルコリン量の低下が想定されており，抗コリン作用を持たないrisperidoneは，この点からも有利と考えられる。しかし，われわれの経験では，低用量であっても漫然と投与を続けると，流涎，パーキンソニズムなどの錐体外路症状が生じたり，寝たきりになるなどの身体機能の低下が起こってくる場合があり，適当な期間でさらに減量・中止する必要があるという注意事項を付け加えておく。

3．高齢発症の幻覚妄想状態に対する効果

［症例3］66歳発症の老年期パラフレニー。低用量（2mg）のrisperidoneで比較的早期に異常体験は消失したが，維持療法中にさらに減量（1mg）することで，表情の乏しさが改善して笑顔が戻った症例。

<u>66歳　女性　無職</u>

A市で出生。実家は青果商をしており，26歳時に結婚，1男2女をもうけた。若い頃から明朗活発で社交的な性格であったという。X－4年より糖尿病で当院内科通院中だった。X－4年8月，夫が病死。X年9月Y日，子供達のみ当科を受診。相談の内容は，「1週間前から『自分の洋服が盗まれた』と言うようになった。夫の死に伴う相続問題も，『皆で共謀して勝手にやっている』と言ったりする。今度，本人を連れてくるので何とか治療してほしい」というものであった。Y＋7日，本人受診。被害妄想についての病識はないが，朝早く目が覚めてしまうという訴えがあり，risperidone 1 mg, brotizolam 0.25 mgを処方した。Y＋9日夜11時，家人に黙って急にタクシーで市内の温泉に行き，さらに午前2時，約70km離れたB市に行き，C市，D町などの温泉旅館を訪ね歩いたが，どこも夜

第5章　高齢者を中心としたrisperidoneの適応外処方　139

```
                X年9月        11月       X+1年3月    10月   X+2年10月
                初診  入院    退院
被害関係妄想
笑顔の消失・無表情
RIS             1mg    2mg                         1mg
Biperiden              2mg
Brotizolam      0.25mg
Sennosides             24mg
```

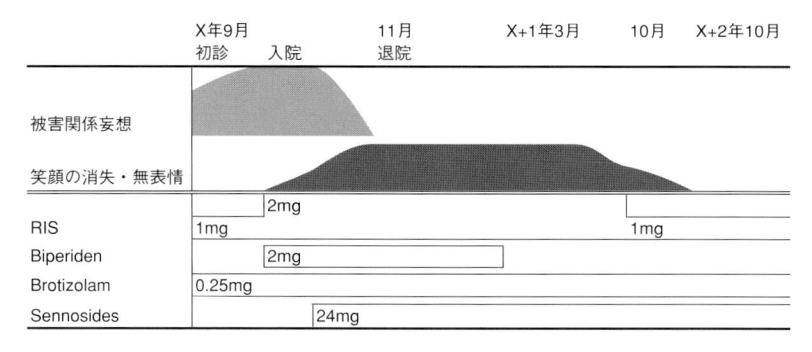

図3　症例3

遅いということで断られた。午前6時頃，D町の昔商売をしていた頃の客宅から本人が家に電話をかけ，驚いた家人が行って連れ帰った。本人の行動の理由は，夫が亡くなる以前から自分の物がなくなり，夫が亡くなってからはさらにそれがひどくなってきて，腹に据えかねたということだった。家の2階には息子夫婦がおり，本人は階下で次女と2人で生活しているが，自分の物を盗むのは2階にいる息子夫婦だと思っていた。以上のことで，Y+10日任意入院となった。

　入院後は自分の物がなくなるという訴えはみられず，被害妄想の対象は家族に限定していたが，過去の体験に対する病識は欠如していた。何度か外泊を繰り返し，自分の物がなくならないことを確認させた後，約2ヵ月間で退院した。退院時の処方は，risperidone 2 mg，biperiden 2 mg，brotizolam 0.25 mg，sennosides 24 mg であった。その後は同居している次女と規則的に通院。X+1年3月には，biperidenを中止し，就寝前1回投与とした。異常体験の再燃はないが，不活発で笑顔がみられず表情も乏しいため，10月からrisperidone 1 mgに減量したところ，笑顔もみられ，表情も以前のように生き生きしたものとなり，X+2年10月現在，良好な状態を維持している（図3）。

　[症例3の考察]
　66歳発症の老年期パラフレニーと考えられた症例。被害妄想の対象は家

人に限定しており，入院中は特に異常体験の訴えもなく，被害妄想に左右された行動もみられなかった。そのため，risperidone も 2 mg までの増量にとどめ，特に副作用もないと考えていた。しかし表情が乏しく笑顔がみられないため，1 mg まで減量したところ，生き生きした表情に変わった。

［症例 4］74歳発症の症状精神病と考えられた症例。Risperidone 3 mg で副作用もみられず，異常体験が消失して退院となった。その後減量していき risperidone 0.5 mg の就寝前 1 回投与で，約 4 年間，外来維持している。

<u>74歳　女性　主婦</u>

X－1 年 2 月より背部痛，両側膝関節痛が出現するようになった。X 年 3 月，A 整形外科病院を受診し，慢性関節リウマチと診断された。抗リウマチ薬（bucillamine, sodium aurothiomalate）を使用したところ，腎障害（蛋白尿）が出現して中止となった。7 月頃から「暴力団が来る，殺される」という言動があり，8 月初めに，たまたま税務署から自宅に電話があったことからさらに不調となり，「世界中のさらし者にされる」と言うようになった。さらにお盆過ぎから，A 病院の診察室でも「殺される，だめだ」とおびえるようになったため，精神科の併診目的で当院整形外科に紹介となり，9 月，精神科に入院となった。不安・恐怖・精神運動興奮が強く情動が不安定なため，risperidone 2 mg から治療開始したところ，2～3 日で興奮することもなくなり情動が安定した。さらに，risperidone を 3 mg まで増量したところ約 1 ヵ月で被害的言動は消失した。経過中，嚥下障害や歩行障害の悪化は認められなかった。入院 2 ヵ月で，整形外科病棟に転室し膝関節の手術を受け，12 月にはリハビリテーション目的で他の整形外科病院に転院となった。X＋2 年 10 月現在，risperidone 0.5 mg の就寝前投与で外来経過観察中であるが，異常体験の再燃はみられていない（図 4）。

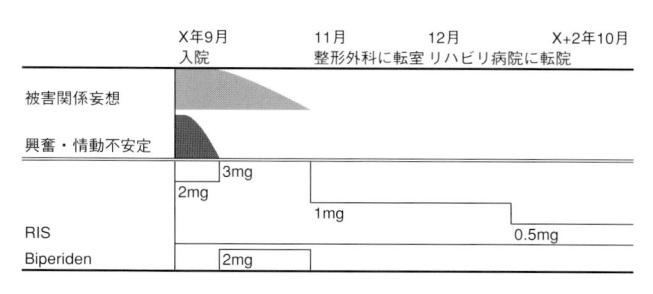

第5章　高齢者を中心としたrisperidoneの適応外処方　141

```
          X年9月    11月      12月      X+2年10月
          入院      整形外科に転室 リハビリ病院に転院
被害関係妄想 ▓▓▓▓▓▓▓▓
興奮・情動不安定 ▓▓
                         3mg
                    2mg
                             1mg
RIS                                  0.5mg
Biperiden           2mg
```

図4　症例4

[症例4の考察]

　慢性関節リウマチ，またはその治療薬による症状精神病と考えられた症例。Risperidone投与により，異常体験は速やかに消失し，治療開始4年後の現在もrisperidone 0.5 mgの投与で副作用もなく，維持効果も良好である。

　症例3，4はいずれも高齢になって幻覚妄想状態を発症した。2症例とも，入院を要するほど症状は重篤であったが，比較的低用量のrisperidoneを投与することで異常体験は消失し，嚥下障害，歩行障害，パーキンソニズムなどの副作用も出現しなかった。こうした症例に対しては，従来，haloperidolを用いることが多かったが，最近はrisperidoneが有効とする症例報告[18,27]もいくつかみられるようになってきた。高齢者は若年者に比べて，錐体外路症状（パーキンソニズム，遅発性ジスキネジア）が出現しやすいこと，抗コリン系副作用（便秘，認知機能障害）が出現しやすいこと，さらに，老年期パラフレニーの異常体験の背景としてドパミンの他にセロトニンの関与が想定されている[18]ことからも，高齢者の幻覚妄想状態にはrisperidoneによる治療が特に有効と考えられる。ただし，せん妄と同様，α_1アドレナリン遮断作用による，起立性低血圧，さらに転倒・骨折には十分に注意する必要がある。Risperidoneによる低血圧は，身体的に重篤なせん妄患者や痴呆患者では0.5 mg程度でも出現することがあ

るが，老年期パラフレニーでは比較的出現しにくいという印象がある。と もあれ，risperidone を高齢発症の幻覚妄想状態に用いる際には，0.5 mg から開始して上限は 2 mg 程度までとし，症状が改善したらできるだけ少 量で維持していくという方針が良さそうである。

4．若年発症の高齢統合失調症に対する効果

　[症例 5] 若年（29歳）発症の高齢（67歳）統合失調症。被害関係妄想が再燃 し，haloperidol を増量したところ，精神症状は改善したが，副作用（下痢・便 秘，嘔吐，歩行障害，体の硬直感，排尿障害）の訴えが続いた。Haloperidol を risperidone に切り替えたところ，副作用が改善し精神症状の再燃もなく良好な 状態で維持している症例。

<u>67歳　女性　主婦</u>

　A 県で出生。B 市で生育，地元の高校卒業後，事務員として 4 年間勤務 し，22歳時に会社員と結婚，2 女をもうけた。結婚後は，9 年間，C 市で 生活した。その後夫が高校の教員になったため，D 市に住むようになって 30年ほどになる。X−38年，幻覚妄想状態で発症し，①X−38年，②X−33 年の 2 回，B 市の E 病院に入院したが，通院はしなかった。

　X−30年 9 月，当院初診。「一昨日夜，夫に『前に撮った写真はどこに いった』と尋ねるので，夫が『（勤務先の）学校にある』と答えたところ， 『すぐに持ってこい』と言う。その理由は，十数メートル離れた隣家 から何やら聞こえてくると言う。翌日夫がその写真を持ってきたところ， 『あれは嘘だった』とそれきりになった。また，昨夜は夜中に突然夫の頭 を殴り，『何か聞こえないか』と言う。そうした声は春頃からあったが， 次第に腹の立つ内容になってきたと言う。さらに，道路を歩くと噂される ようだ，向かいの家で監視しているようだとも言う」ということであった。

　これらのことから，③初診日から約 2 ヵ月間入院となった。退院後は規 則的に通院した。X−21年，糖尿病発症。糖尿病で他病院に入退院を繰り 返したせいで，④X−2 年に約半年間怠薬し，次第に幻聴が再発，怒りっ

ぽくなったり突然興奮するようになり，約3.5ヵ月間当院に再入院した。その後は再び規則的に通院していたが，糖尿病と坐骨神経痛で他病院に通院しているということもあって，夫が薬だけをもらいに受診することが多かった。

　X年5月から筆者（上田）が外来担当になった。その時点での処方は，haloperidol 2 mg, biperiden 2 mg, distigmine bromide 10 mg, flurazepam 10 mg, sennosides 12 mgであった。幻聴は消失しており，疎通性も良好であったため，haloperidol 1 mg, estazolam 2 mg, sennosides 12 mgの1回投与に変更した。7月に夫が受診，お金が盗まれたと言って大騒ぎする，探すことに執着する，X−2年に入院した時と同じような状態になったという。服薬はそれまで本人にまかせていたが，夫の見ている前でのませるようにしたということだった。Haloperidolを3 mgに増量。その後も，本人が病院に来ることを拒否するため，夫のみの受診が続いた。自室に引きこもり，夫とも会話しない状態が続いたため，さらにhalopridol 3 mg, biperiden 3 mg, distigmine bromide 10 mgを追加した。8月，ようやく本人が受診。拒否・拒絶は改善していたが，排尿がスムーズにいかないという訴えがあり，haloperidolを3 mgに減量，1週間後さらに2 mgに減量し，clotiazepam 15 mgを追加した。9月になっても排尿障害の訴えが続くため，haloperidolを中止して，risperidone 1 mg, estazolam 2 mg, sennosides 12 mg, clotiazepam 15 mg, distigmine bromide 5 mgとした。

　その後は排尿障害の訴えもなく，しばらく休んでいた生花をやるようになる等良好な状態となったが，10月から再び，日中から自室のカーテンを閉め切り，引きこもるようになった。10月下旬にはrisperidoneを2 mgに増量したが改善せず，11月初旬からrisperidoneを中止し，haloperidol 3 mg, estazolam 2 mg, sennosides 12 mg, distigmine bromide 5 mgとし，1週間後，さらにhaloperidol 3 mg, biperiden 3 mgを追加した。その後はまた夫のみの受診が続いたが，次第に改善してきて，X＋1年1月に

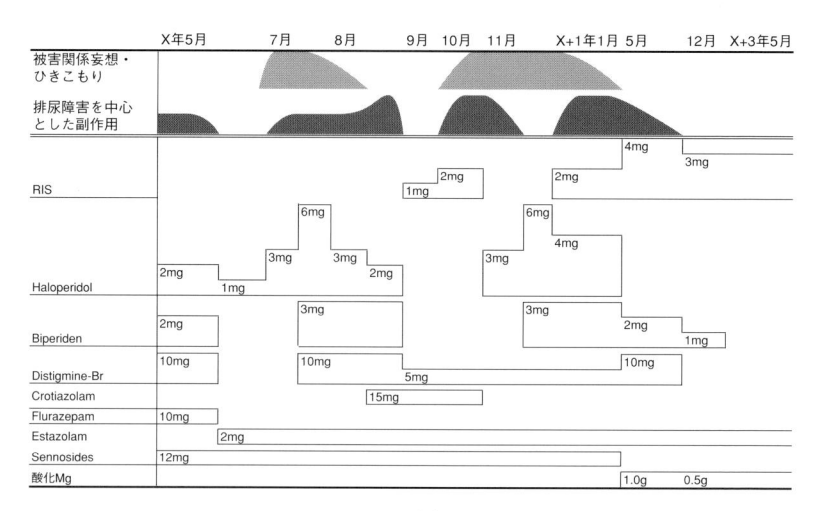

図5 症例5

は再び本人も受診するようになった．精神状態は安定していたが，下痢・便秘，嘔吐，歩行障害，体の硬直感，排尿障害などを訴え，「年もとっているので副作用の少ない薬に替えてほしい」と言うため，5月から，risperidone 4 mg，biperiden 2 mg，estazolam 2 mg，distigmine bromide 10 mg，酸化 Mg 1.0 g に変更，さらに12月からは，risperidone 3 mg，biperiden 1 mg，estazolam 2 mg，酸化 Mg 0.5 g で経過をみているが，精神状態は安定しており，排尿障害，便秘，歩行障害，身体硬直感などの副作用は軽減・消失している．X+3年5月からは，biperiden を中止したが，排尿障害や錐体外路症状などの副作用は出現せず，精神状態も良好な状態を維持している（図5）．

［症例5の考察］

経過に示したように，症例5は haloperidol から risperidone への切り替えに一度失敗している．結局，haloperidol で治療を継続したが，精神症状が改善するまでに haloperidol 6 mg を要し，今度は排尿障害・歩行障害・身体硬直感などの副作用が目立ってきた．再び risperidone に切り替えることによって，副作用が軽減・消失して良好な状態を維持しているが，

精神症状の改善までに相当量の抗精神病薬とかなりの時間を要した経過から考えて，減量はもう少し時間をかけた方が良いと考えている。

　われわれは，症例5や第3章の症例1（切り替えによって，遅発性ジスキネジアの軽減，意欲低下が改善し，25年ぶりに社会復帰することができた症例，p42）のように若年発症の高齢統合失調症患者についても，積極的にrisperidoneに切り替えることによって，副作用の改善を中心としたQOLの向上がもたらされるといった，非常に良好な感触をつかんでいる。しかし，切り替え前に陽性症状が十分に消失していることを確認しないと失敗する場合もありうることは，第3章でも指摘したとおりである。症例5のような若年発症の統合失調症の精神症状をコントロールするためには，高齢発症の幻覚妄想状態よりも高用量のrisperidoneが必要な場合がある。高齢者に対する抗精神病薬の用量について，「米国精神医学会治療ガイドライン」[3]は，「高齢の精神分裂病患者に対する抗精神病薬の用量は，現在の年齢と疾患の発病年齢に逆相関する。したがって，『より高齢の老年患者』や遅発性分裂病の患者は，『より若年の老年患者』や早期発症の分裂病患者よりも低用量で良い。しかし高齢患者の中には，より若年の老年患者と同量を必要とする場合も稀にある」というコメントを載せている。このように，同じ高齢者といっても疾患によって必要とされる抗精神病薬の用量は異なってくる。われわれは，高齢者にrisperidoneを用いる場合の目安として，せん妄（0.25～0.5mg）＜痴呆（1mg以下）＜老年期パラフレニー（0.5～3mgまで）＜若年発症の統合失調症（1～4mg），という量的基準を考えている。

　また，一般に高齢者では，若年者に比べて抗精神病薬の治療効果は出現しにくいが，逆に副作用は出現しやすいという傾向があるようだ。さらに，こうした傾向は，痴呆患者のように脳に器質的な異常を持つ高齢患者で顕著となる。理由としては，高齢者では脳内のドパミン性およびアセチルコリン性の神経伝達が加齢とともに低下することが挙げられている[3]。Risperidoneは，D_2/5-HT_2比が大きく，アセチルコリンに対する親和性

が低いので，高齢者に特有の「抗精神病薬に対する脆弱性」に対して有利に働く可能性がある。こうした観点からも，高齢者に対して抗精神病薬を用いる場合には，新規薬の中でも特に risperidone が推奨されるのである。

「米国精神医学会治療ガイドライン」[3]には，高齢者に対する抗精神病薬治療の注意点として，①なるべくフェノチアジン系抗精神病薬は用いないこと（抗コリン作用と白血球減少のおそれがある），②抗精神病薬の開始量は，若年者の約4分の1の用量にすること（副作用を避けるためと，高齢者では若年者より抗精神病薬の血中濃度が高くなる傾向がある），③なるべく筋注を避けること（筋肉組織がおとろえた高齢者では吸収が不安定で反応が予測できない），④比較的高用量では，1日1回投与よりも，2～3回の分割投与が望ましいこと（血圧低下などの副作用を避けるため），などが挙げられている。

高齢者のもう1つの特徴として，身体合併症のための併用薬が多い傾向が挙げられる。Risperidone は，新規薬の中でも最も薬物相互作用が少ない[26]ことが知られており，この点からも高齢者に対する使用は有利と考えられる。

以上のことから，われわれは，高齢者に抗精神病薬を用いる場合には，risperidone が 1 st choice といっても過言ではないと考えている。

II. 気分障害に対する効果

1．躁状態に対する効果

［症例6］長期間のうつ病治療後に躁転して入院した双極型気分障害の症例。気分安定薬と従来薬で治療したところ，不機嫌状態が続き，躁状態がなかなか改善しなかった。うつ状態で再入院後，再び躁転し，気分安定薬と risperidone で治療したところ，不機嫌状態・躁状態が比較的速やかに改善した。

66歳　男性　無職

　大学卒業後，公務員をしていた。勤務先で様々なトラブルがあり，X－17年9月，A病院精神科を受診した。主訴は不眠・抑うつで，他にアルコール依存症の問題があった。外来通院したが改善がみられず，10月からX－16年3月まで自宅療養し，職場復帰後も外来通院を続け，抗うつ薬，睡眠薬を処方されていた。通院中，ときおり不眠・不安の訴えがあった。X－7年4月，退職。その後も著変なく外来通院を続けていたが，X－2年3月，7月の外来通院時に不安や抑うつの訴えがみられたという。X年5月，酒量が増え昼間から飲酒するようになった。夜は眠らず知人に頻回に電話をかけ，車で出歩いては自損事故を起こしたりした。5月下旬，家族が病院に相談に行き，約1週間後に本人も受診し，躁状態として治療開始となった。家族，特に妻は心労を訴え入院治療を希望したが，本人が拒否し，外来での治療を継続していた。

　6月初旬，長男が当院に相談に訪れ，6月Y日，本人が受診し，躁状態の自覚はないまま，家族，精神科医の説得に渋々応じて任意入院となった。Lithium, zotepine, carbamazepine 等で治療を行ったが，十分な同意がないまま入院したせいか，不機嫌状態が続き，酩酊口調で看護スタッフの何気ない言動や些細なミスをなじるなど，敵意が強い状態が続いた。約3.5ヵ月間の入院でようやく寛解状態で退院となり外来通院となった。退院時処方は，lithium 800 mg, carbamazepine 600 mg, zotepine 50 mg, biperiden 2 mg, estazolam 2 mg, triazolam 0.25 mg であった。

　その後も外来通院は続いていたが，次第に不安，抑うつの訴えが強くなり，希死念慮も出現してきたため，X＋1年1月，開放病棟に再入院となった。再入院後，lithium を 600 mg に減量し，paroxetine 10 mg を追加した。Paroxetine 30 mg に増量し，carbamazepine を中止し，milnacipran 75 mg を追加したところ，6月中旬頃から，早朝覚醒，行為心迫（知人に電話をかけまくる，調べものをすると言っては外出したがる），多弁・多動などの躁状態を示した。7月初旬，本人の同意を得て閉鎖病棟に転室。抗

	X+1年1月	6月	7月	8月
うつ状態				
躁状態				
不機嫌状態				
RIS				1mg → 3mg
Zotepine	50mg			
Biperiden	2mg			
Lithium	800mg	600mg		
Carbamazepine	600mg	400mg		
Valproate				600mg
Paroxetine	10mg	30mg		
Milnaciplan		25mg	75mg	
Triazplam	0.25mg			
Estazolam	2mg			

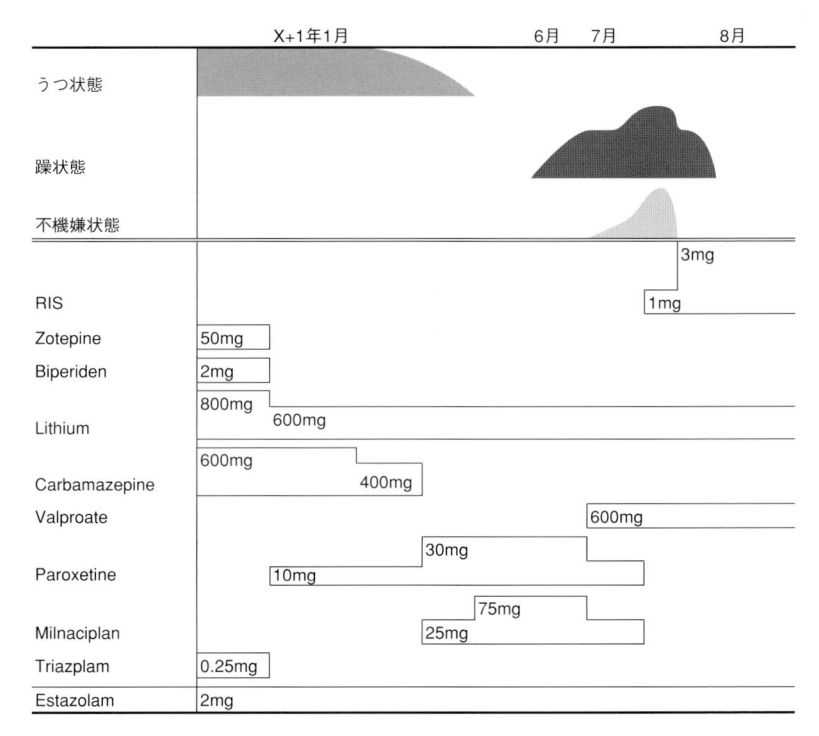

図6　症例6

うつ薬を漸減して valproate 600 mg を追加したが，躁状態が改善せず，次第に不機嫌状態となってきたため，risperidone 1 mg をさらに追加した．1週間で risperidone を 3 mg まで増量したところ，急速に躁状態・不機嫌状態が改善し，約3週間で再び開放病棟に転室することができた（図6）．

［症例6の考察］

躁状態に対して気分安定薬と抗精神病薬を併用する方法は，従来から広く行われてきた．しかし，鎮静効果が強い従来薬を併用した場合，眠気が出るせいか，症例6のように不機嫌状態になって，ときには暴力行為などに発展してしまうこともあったように思う．第1章でも述べたように，risperidone には直接的な鎮静効果がないが，敵意に対する改善効果は優

れている。われわれは，risperidone は躁状態に対しても症例によっては十分使用できると考えている（隔離室の使用を要するほどの強い躁病性興奮にも使用可能である）。

　Risperidone を躁状態に対して用いた報告[12,16,24,28]はこれまでにもいくつか出されている。いずれの報告でも，躁状態に対する改善効果は，lithium や haloperidol と同等かそれ以上に優れているという結論である。しかし，risperidone には気分安定効果があるので，躁転やうつ転が少ないことが期待されるが，われわれは risperidone を用いた他の躁状態症例で，うつ転を経験している。また同様に，より少ないことが期待される錐体外路症状などの副作用についても haloperidol と同等とする報告[24]もある。以上のことから，risperidone の躁状態に対する使用は，症例6のように躁状態に対して気分安定薬との併用で，有力な選択肢の1つになる可能性がある。

2．妄想を伴ううつ病に対する効果

　［症例7］高齢発症のうつ病症例。三環系抗うつ薬により，うつ状態は改善したが，下剤使用による便失禁から微小妄想・自己臭妄想に発展した。抗うつ薬を SSRI に代えて，risperidone を併用したところ，妄想状態・うつ状態が改善した。

<u>77歳　男性　無職</u>

　20年ほど前から高血圧等で当院内科に通院していた。X－4年の脳CTでは陳旧性の脳梗塞が認められたという。不眠やめまい等の訴えがあり，内科から etizolam が投与されていたが，いつの間にかA病院精神科にも通院していて，maprotiline，flunitrazepam が投与されていた。X年7月Y日，強い倦怠感，食欲不振，不眠を訴え，当院内科に入院。Y＋4日，当科に紹介され，抑うつ状態の診断で setiptiline，etizolam，brotizolam が投与された。Y＋8日，内科を本人の希望で退院したが，Y＋13日には，どの科でもいいからと個室入院を希望して当院を受診したが，内科で入院を

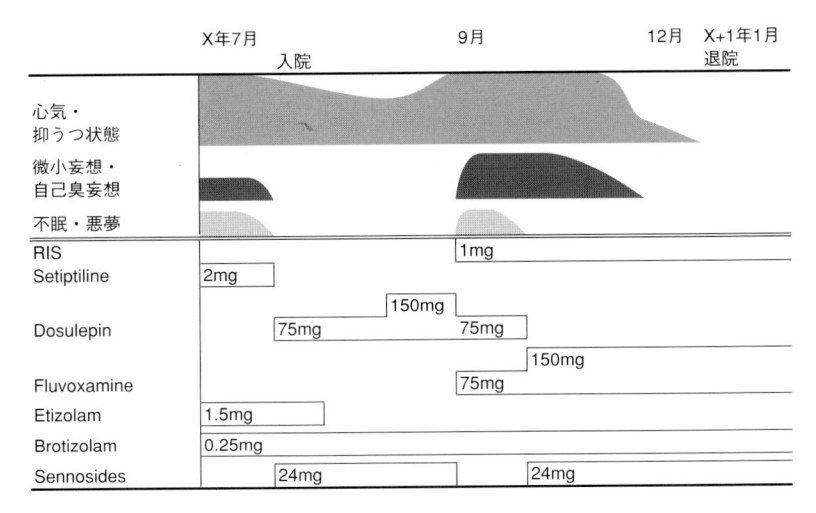

	X年7月	9月	12月	X+1年1月
	入院			退院

心気・抑うつ状態
微小妄想・自己臭妄想
不眠・悪夢

RIS			1mg	
Setiptiline	2mg			
Dosulepin		75mg　150mg　75mg		
Fluvoxamine		75mg	150mg	
Etizolam	1.5mg			
Brotizolam	0.25mg			
Sennosides		24mg	24mg	

図7　症例7

断られてしまった。Y+15日夜, 自宅で手首を切り, 自ら救急車を呼んで当院を受診したが, 本人, 家族とも精神科入院に同意せず, 帰宅した。Y+17日夜,「頭がおかしくなって首を吊ろうとした」として自ら兄宅に電話, 入院を希望して受診し, 今度は精神科に任意入院となった。自殺企図の理由として,「保有している株を税務署員が調べに来た, 胃の調子が悪く頻回にげっぷが出る, 夜眠れない」ことを訴えていた。

　入院後, 抗うつ薬 (dosulepin) の投与を開始, 次第に抑うつ・心気的な言動が消失していった。環境調整を図って施設への退院を考えていたが, 9月下旬頃から下剤の影響による便失禁をきっかけとして, 過剰に排便を気にするようになった。実際には失禁していないのに自分で何回も紙おむつを替えたりするようになった。さらに「自分の体が臭いと他患者に言われた」と言い, なるべく排便しないようにと食事量も少量になり, 皆と一緒にホールで食べずに自室で摂るようになった。夜も眠れず嫌な夢をいつもみるようになった。再び希死念慮も出てきたため, risperidone 1 mgの就寝前投与を開始し, 抗うつ薬もfluvoxamineに切り替えて増量し

たところ，夜間の不眠や悪夢は比較的速やかに消失したが，自己臭妄想はその後も約2ヵ月間続いた。経過中，嚥下障害や便秘の増悪など抗コリン系の副作用は出現せず，身体機能も大きく低下することなく施設に入所することができた（図7）。

［症例7の考察］

妄想性うつ病に対して，fluvoxamine（SSRI）と risperidone の併用による治療を行ったところ，約2ヵ月間で，妄想・うつ状態の改善をみた。妄想が状況反応性に出現していること，妄想の消失までに約2ヵ月を要していることなどから考えて，妄想の改善は risperidone の直接的効果というより，抗うつ薬によってうつが改善した結果もたらされたという印象がある。しかし，不眠と嫌な夢をみること（多夢）に対する改善効果は，risperidone によって速やかにもたらされたと考えている。

妄想性うつ病の治療としては，①抗ドパミン作用がある amoxapine による治療，②抗うつ薬と抗精神病薬の併用療法，③電気けいれん療法，などが推奨されている[1]。しかし高齢者の場合は，抗コリン作用がある三環系抗うつ薬は用いにくいし，電気けいれん療法もけいれんの起こらない修正型が必要になるなどの制限が生じてくる。われわれは最近，高齢者の妄想性うつ病に対しては，修正型電気けいれん療法を行い良好な感触を得ているが，修正型電気けいれん療法を行うのが難しい施設では，今後も症例7のように SSRI と risperidone の併用が合理的選択になるかもしれない。しかし，risperidone は主として CYP 2 D 6 経路で代謝されるため，fluoxetine（日本未発売）や paroxetine のように，併用する SSRI に CYP 2 D 6 に対する阻害作用がある場合は，risperidone を減量して用いなければ，血中濃度と毒性が増加する可能性がある[26]ことに注意する必要がある。

Ⅲ．Risperidone のその他の適応外処方

その他，risperidone の統合失調症以外に対する使用としては，以下の

ように非常に多くの疾患・状態が報告されている。

①ADHD の攻撃・暴力などに対して[7,23]

②トゥレット障害の運動性・言語性チックに対して[22]

③自閉性障害の攻撃・焦燥などに対して[15]

④レビー小体病の幻覚妄想状態に対して[9,19]

⑤強迫性障害で抗うつ薬との増強療法として[14,21]

⑥PTSD に伴う精神病像に対して[6]

⑦アルコール幻覚症[25]

⑧ハンチントン舞踏病[5]

⑨パーキンソン病に伴う精神病状態に対して[17,30]

⑩広汎性発達障害の行動障害に対して[15,31]

⑪自己臭症[13]

⑫覚醒剤精神病[2]

全体に言えることは，risperidone の有効性はそれなりに確認されているものの，特異的な効果を発揮したという報告はあまりないということになる。われわれも，提示した高齢者や気分障害の症例以外に，知的障害に伴う行動障害（強迫・自傷行為），強迫性障害に SSRI と risperidone の併用で治療を行ったことがある。いずれも副作用はあまり目立たなかったが，残念ながら効果もいまひとつといった印象である。しかし，これらの疾患・状態にはもともと抗精神病薬が効きにくいことも事実であり，効き目がいまひとつであったとしても，risperidone はこうした状態に対して使えない薬と結論づけるのは早計だろう。高齢者以外では risperidone の有効性は，従来型の抗精神病薬を大きく上まわるものではないにせよ，副作用や相互作用が少ないという利点だけでも，抗精神病薬を使用する状況ではなるべく risperidone を用いることが合理的であるとわれわれは考えている。

そろそろ結論に入ろう。Risperidone の統合失調症以外に対する効果はどうだろうか？　症例で示したことをまとめてみると，①低用量で用いる

限り錐体外路症状は少ないが，起立性低血圧には十分な注意が必要（特に高齢者や身体的にハイリスクの患者では低用量で用いる）である，②直接的鎮静作用は少ないが興奮を鎮める効果は高く，敵意の改善作用がある（穏やかになる），そのため躁病性興奮に対しても用いることができる，③情動安定作用がある，④せん妄に対する効果は非常に高い，⑤認知機能に対する影響が少ない，⑥risperidone自体に抗コリン作用がなく，抗コリン薬の併用を減らせるため，アルツハイマー病に対しても有利である，⑦悪い夢をみなくなるなど睡眠に良い影響を与える場合がある，⑧haloperidolに似たシンプルな化学構造式を有し，重篤で非可逆的な副作用の報告が少なく，安全性が高い，⑨薬物相互作用が少ない，ということになる．もっと端的に言えば，せん妄・痴呆・幻覚妄想状態などで高齢者に対して用いる抗精神病薬としては1st chioceとして用いることができ，高齢者や統合失調症以外に対しても副作用が少なく，多くの場面で有用である，ということになるだろう．

文　献

1) 阿部隆明：精神病像を伴う気分障害　妄想性うつ病を中心に．臨床精神医学, 29：961-966, 2000.
2) 秋山一文, 黒田重利：矯正施設内に於ける覚せい剤精神病に対するRisperidoneの効果.(学会発表)第10回日本臨床精神神経薬理学会プログラム・抄録集, pp. 108, 2000.
3) American Psychiatric Association：治療に影響する臨床的・環境的な要因．米国精神医学会治療ガイドライン(日本精神神経学会監訳), pp. 121-139, 医学書院, 東京, 1999.
4) Barcia, D., Giles, E., Herraiz, M. et al.：Risperidone in the treatment of psychotic, affective and behavioral symptoms associated to Alzheimer's disease. Actas Esp. Psiquiatr., 27：185-190, 1999.
5) Dallocchio, C., Buffa, C., Tinelli, C. et al.：Effectiveness of risperidone in Huntington chorea patients. J. Clin. Psychopharmacol., 19：101-103, 1999.
6) Hamner, M. B., Ulmer, H. G., Faldowski, R. A. et al.：A randomized, controlled trial for Psychotic features in PTSD. Biol. Psychiatry, 47：158S-159S, 2000.

7) Harden, A., Johnson, K., Johnson, C. et al. : Case study : Risperidone treatment of children and adolescents with developmental disorders. J. Am. Acad. Child Adolesc. Psychiatry, 35 : 1551-1556, 1996.
8) Healy, D. : Paul Janssen (Belgium). From haloperidol to risperidone. The Psychopharmacologists II. pp. 39-70, Altman, London, 1998.
9) Hussain, M. F., Psych, F. R. C., Hussain, S. : Response of a patient with Lewy-Body dementia to risperidone. Adv. Ther., 15 : 194-196, 1998.
10) Katz, I. R., Jeste, D. V., Mintzer, J. E. et al. : Comparison of risperidone and placebo for psychosis and behavioral disturbances associated with dementia : a randomized, double-blind trial. Risperidone Study Group. J. Clin. Psychiatry, 60 : 107-115, 1999.
11) Lavretsky, H., Sultzer, D. : A structured trial of risperidone for the treatment of agitation in dementia. Am. J. Geriatr. Psychiatry, 6 : 127-135, 1998.
12) Licht, R. W., Bysted, M., Christensen, H. : Fixed-dosed risperidone in mania : an open experimental trial. Int. Clin. Psychopharmacol. 16 : 103-110, 2001.
13) 増田　豊, 竹村尊生, 清水徹男他 : Risperidoneが奏効した自己臭症の1例. 心身医学, 38 : 268-271, 1998.
14) McDougle, C. J. : Update on pharmacologic management of OCD : agents and augmentation. J. Clin. Psychiatry, 58 : 11-17, 1997.
15) McDougle, C. J., Holmes, J. P., Carlson, D. C. et al. : A double-blind, placebo-controlled study of risperidone in adults with autistic disorder and other perasive developmental disorders. Arch. Gen. Psychiatry, 55 : 633-641/643-644, 1998.
16) McElroy, S. L., Keck, P. E. Jr. : Pharmacologic agents for the treatment of acute bipolar mania. Biol. Psychiatry, 48 : 539-557, 2000.
17) Mohr, E., Mendis, T., Hildbrand, K. et al. : Risperidone in the treatment of dopamine-induced psychosis in Parkinson's disease : an open trial. Mov. Disord., 15 : 1230-1237, 2000.
18) 森下　茂, 松下兼宗, 元木郁代他 : Risperidoneが有効であった老年期パラノイアの2症例. 臨床精神医学, 29 : 1597-1600, 2000.
19) 中山　浩, 生田琢己 : Lewy小体型痴呆 (DLB) が疑われた1症例の幻覚妄想状態に対する治療経験. 精神科治療学, 13 : 79-82, 1998.
20) 岡本泰昌, 佐々木高伸 : リエゾン精神医学で経験するせん妄の薬物療法. 臨床精神薬理, 1 : 1277-1284, 1998.
21) Pfanner, C., Mrazziti, D., Dell'Osso, L. et al.:Risperidone augmentation in refractory

obsessive-compulsive disorder : an open-label study. Int. Clin. Psychopharmacol., 15 : 297–301, 2000.
22) 佐々木幸哉, 小林理子, 久住一郎他 : Risperidone と pimozide の併用療法が著効した Gilles de la Tourette 症候群の1症例. 臨床精神医学, 27 : 1149–1155, 1998.
23) Schreier, H. A. : Risperidone for young Children with mood diorders and aggressive behavior. J. Child Adolesc. Psychopharmacol., 8 : 49–59, 1998.
24) Segal, J., Berk, M., Brook, S. : Risperidone compared with both lithium and haloperidol in mania : a double-blind randomized controlled trial. Clin. Neuropharmacol., 21 : 176–180, 1998.
25) Soyka, M., Wegner, U., Moeller, H. J. : Risperidone in treatment-refractory chronic alcohol hallucinosis. Pharmacopsychiatry, 30 : 135–136, 1997.
26) Stahl, S. M. : チトクローム P450システムと非定型抗精神病薬の薬物動態. スタールのヴィジュアル薬理学 抗精神病薬の精神薬理(田島治, 林建郎訳), pp. 97–112, 星和書店, 東京, 2001.
27) 高橋 恵, 桂城俊夫, 小野瀬雅也他 : リスペリドンが奏効した遅発性パラフレニーの3例. 精神医学, 42 : 71–74, 2000.
28) Tohen, M., Jacobs, T. G., Feldman, P. D. : Onset of action of antipsychotics in the treatment of mania. Bipolar Disord., 2 : 261–268, 2000.
29) 上田 均, 酒井明夫 : 器質性精神障害. 総合病院精神医学マニュアル(野村総一郎, 保坂 隆編), pp. 43–56, 医学書院, 東京, 1999.
30) Workman, Jr. R. H., Orengo, C. A., Bakey, A. A. et al. : The use of risperidone for psychosis and agitation in demented patients with Parkinson's disease. J. Neuropsychiatry Clin. Neurosci., 9 : 594–597, 1997.
31) Zuddas, A., Di Martino, A., Muglia, P. et al. : Long-term risperidone for pervasive developmental disorder : efficacy, tolerability, and discontinuation. J. Child. Adolesc. Psychopharmacol., 10 : 79–90, 2000.

第6章

Risperidone の副作用への対処と至適用量

I. Risperidone の副作用への対処

1. 無月経・乳汁分泌, 体重増加

 Risperidone は, 特異的ではないにしろ, 無月経・乳汁分泌, 体重増加などの副作用を起こすことがある。そのうち体重増加は, 錐体外路症状に比べるとあまり目立たない副作用だが, 実は患者と治療者をきわめて困難な状況に追い込む可能性を秘めている。

 [症例1] 従来薬の副作用（眠気・口渇）から通院服薬を中断し, 被害関係妄想が再燃した。従来薬を risperidone に切り替えることで, 被害関係妄想, 眠気・口渇は改善したが, 体重増加, 高プロラクチン血症, 無月経が起こった症例。
 <u>43歳　女性　無職</u>
 A市で出生。地元の高校, 他県の短大卒業後さらに某大学に1年間通学, 他県で5年間事務職に就いた後帰郷し, 家業のクリーニング店を手伝っていた。X－14年12月, 情緒不安定な様子で, 1人で泣いていたり, 引きこもって話をしなくなったため, B病院を受診した。B病院に6ヵ月間入院後, さらに6ヵ月間通院したが中断してしまった。その後は家業を手伝っていたが, ときおり感情の起伏が激しくなることがあったという。X－4年1月, 客に釣り銭を渡すときに, 客に変に受け取られるように感じ

たり，客がわざと自分に背を向けているように感じられるようになった。人と会うのが嫌になり，自室に引きこもるようになった。そのうちに，学生時代，友人に公務員試験受験をやめるように忠告されたことを思い出し，「だまされた，あの人は受かっているのに，自分はだまされて受験しなかったばかりにこうしている」と一日中喋ったり，親が泣いているのを見て，自分のせいで泣いているというようにも感じられるようになり，死にたい気持ちも起こってきた。以上のことで4月，C病院精神科を受診した。統合失調症の診断で，bromperidol 3 mg, propericyazine 15 mg, biperiden 3 mg を処方されたが，薬をのむと眠くなりのどが渇いて苦しくなるという理由で2～3回しか服用せず通院もしなかった。その後，何回か易怒的となり被害妄想的な言動もみられたという。家族が受診を勧めたが，頑として病院には行こうとしなかった。

X-1年1月頃から近所の人を気にするようになり，「向かいの家から『ドンドン』という音が聞こえる，自分のことを何か悪く言っている，（自分が）怒りっぽいので憎まれている気がする」と言うようになった。最近次第にこうした嫌がらせが強くなってきて疲れたということで，4月，やっとの思いで母親がC病院精神科に連れてきた。Bromperidol 5 mg, biperiden 3 mg, brotizolam 0.25 mg で治療を再開した。次第に腰痛の訴えが強くなり，鎮痛剤を投与していたが，E病院整形外科で腰椎ヘルニアと言われ，約1ヵ月間入院して手術を受けた。その間，母親が代理で受診し服薬を続け，精神症状の悪化はなかった。退院後は再びC病院に通院していたが，周りの物音はやはり気になるということだった。しかし，少し増量すれば日中眠いということで，bromperidol の投与量は4～5 mg にとどまった。

X年10月より，精神症状と副作用の軽減を目的に，risperidone 2 mg を追加した。X+1年1月には bromperidol 2 mg, risperidone 4 mg, biperiden 4 mg, brotizolam 0.25 mg としたが，次第に体重が増加し，昨夏に比べて 10 kg 増えたということだった。4月には，risperidone 12 mg, bi-

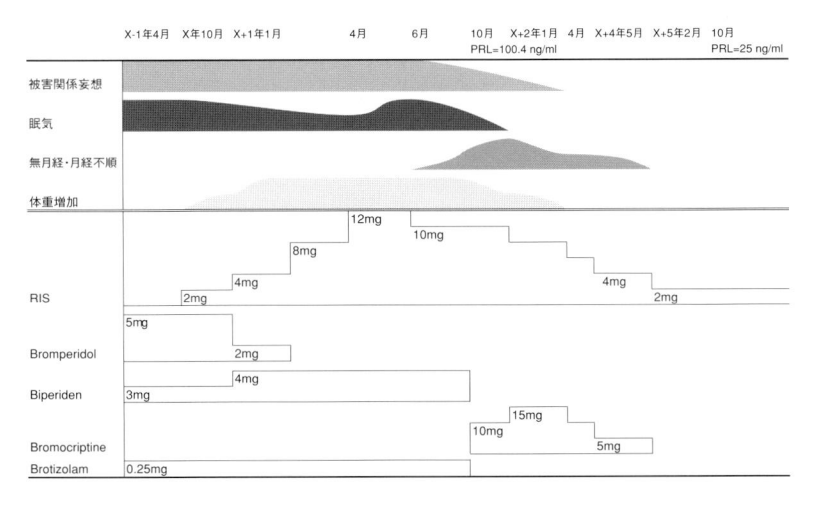

第6章　Risperidoneの副作用への対処と至適用量　159

図1　症例1

periden 4 mg に増量。あまり怒ることはなくなったが，眠気を強く訴えるようになり，6月には risperidone 10 mg に減量した。10月には月経が止まり帯下も増えたということで，biperiden 4 mg を bromocriptine 10 mg に置換した。このときの血中プロラクチンは 100.4 ng/ml であった。X+2年1月には bromocriptine を 15 mg に増量したが，月経量の減少・期間の短縮は続いていた。

　4月より主治医の転勤に伴い，通院先を当院にかえた。Risperidone 6 mg, bromocriptine 10 mg の1日2回投与で，被害関係妄想も消失し精神的には良好な状態を維持していたが，肥満傾向は相変わらずであった。栄養士と連携して栄養・ダイエット指導を行い，本人もスポーツジムに通うなど努力して，ようやく約1年後に体重が5 kg 減少し標準体重に復帰した。X+4年5月から，risperidone 4 mg, bromocriptine 5 mg を1日1回投与としたところ，9月には久しぶりに普通に月経があったとびっくりしていた。X+5年2月からは精神状態も安定していて，異常体験の再燃も認められないため risperidone 2 mg の1日1回投与とした。10月現在，血中プロラクチンは 25 ng/ml とやや高値を示しているが，月経は周期的で

肥満も認められていない（図1）。

［症例1の考察］

本症例は，従来薬を増量すれば眠気・口渇などの副作用が起こるので，精神症状とコンプライアンスの改善が難しい症例であった。Risperidoneに切り替えることで，精神症状と眠気・口渇などの副作用が改善したが，今度は，体重増加・無月経という新たな副作用が出現した。幸い，栄養・ダイエット指導を行い，biperidenをbromocriptineに切り替え，さらにrisperidoneを低用量（2mg）にしたところ，体重増加・無月経が改善した。

［症例2］幻覚妄想状態で入院後，強い精神運動興奮が続き，大量のhaloperidolにより脱力が出現した。低用量のsulpirideに切り替えたところ，脱力は改善したが，無月経となり体重が増加した。さらに低用量のrisperidoneに切り替えたところ，無月経は軽快したものの，体重増加は依然として改善していない症例。

25歳　女性　無職

A市で出生。地元の高校，B市の短大卒業後，3ヵ月間，B市で店員として働いた。X-2年9月，A市に戻り，アルバイトや実家の洋品店の事務経理をやっていた。X-1年初め頃から3ヵ月に一度くらい大声を出したり，物を投げたりするようになった。10月頃から家族に対して攻撃的となり，母親に家から出て行けと言ったり，物を壊したりするようになった。また，その頃から「お腹の中に霊が入って動くのがわかる，取り憑かれた」とも言うようになった。X年元旦，上京し，アイドル・グループの事務所に行き，メンバーの霊がお腹にいると主張して座り込んだ。事務所の通報で駆けつけた警察官に保護されて，両親とともにA市に帰ってきた。1月Y日，C病院精神科を受診したが，待ち時間が長いと怒って大声を出し，床を足で蹴ったりした。入院病床のないC病院では治療が困難だと断られ，1月Y+1日，当院に医療保護入院となった。

```
X年5月  7月        8月  X+1年2月 6月         X+3年5月
                                            PRL=38ng/ml
自閉
体重増加
無月経
              2mg
RIS                          1mg
         400mg
Sulpiride    200mg
         2mg
Biperiden    1mg
Brotizolam 0.25mg
```

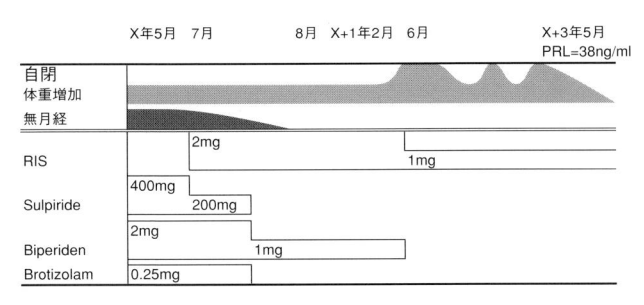

図2　症例2

　入院後も,混乱,拒否,暴力,器物破損などの行為がみられ隔離室に収容されたり,検査のために病棟外に出た際に無断離院したりした。入院1ヵ月目には,haloperidol 18 mg, biperiden 3 mg, amezinium metilsulfate 60 mg, estazolam 2 mg, sennosides 36 mg を処方されていたが,体の動きが硬くなってベッドから1人で起き上がれなくなり,両腕にも力が入らなくなった。そのため,3月下旬には,haloperidol 6 mg, biperiden 2 mg, amezinium metilsulfate 40 mg, estazolam 2 mg, sennosides 48 mg, picosulfate Na 7.5 mg に減量となったが,脱力は相変わらずでやはり1人では起き上がれない状態だった。

　4月から筆者（上田）が主治医となった。抗精神病薬の副作用による脱力と考え,抗精神病薬を sulpiride に変更した。その後は順調に推移し,興奮・混乱,異常体験の再燃もなく,5月下旬退院となった。退院時の処方は,sulpiride 400 mg, biperiden 2 mg, brotizolam 0.25 mg であった。外来通院していたが,体重増加と無月経の訴えがあったために,7月から sulpiride を risperidone に切り替えていくことにした。Risperidone 2 mg, biperiden 1 mg の就寝前1回投与にしたところ,8月には月経が再開した。家業の手伝いもしながら順調に経過し,X+1年2月には biperiden を中止した。その後5月に実家が倒産し,約10日間自室に引きこもって家族と会話しない状態になったものの,何とか通院は続いた。6月には,入院時と比較して 15 kg 太ったという訴えがあり risperidone を 1 mg に減

量。その後も，家族間のトラブルがあったときに自室に引きこもったりしているが，異常体験の再燃はない。無月経は改善（X＋3年5月現在，血中プロラクチン＝38 ng/ml）しているが，肥満は改善していない（図2）。

［症例2の考察］

副作用の改善を目的に，大量のhaloperidol（脱力）→低用量のsulpiride（無月経・体重増加）→低用量のrisperidoneという順に切り替えを行った症例である。Risperidone投与前からの体重増加は改善していないが，脱力が相当こたえたらしく，他剤（haloperidolなど）への切り替えには難色を示している。

［症例3］服薬中断から，強い不安・抑うつ症状（思考渋滞・保続・微小妄想）が続いた症例。前薬をrisperidoneに切り替え，imipramineを追加することで精神症状はようやく改善して退院することができたが，乳汁分泌・高プロラクチン血症が出現した。

<u>57歳　女性　無職</u>

A市で出生。B市の理容専門学校卒業後，理容師として6年間働いた後結婚し，1女をもうけた。①X－30年6月，滅裂思考・追跡妄想などで発症しC病院精神科に6ヵ月間入院した。X－28年3月，出産後1週間から急に黙り込んだり涙を流したりするようになった。約10日間で退院したが，以前と違って明朗でなく何か考え事をしている様子であまり食事もとらなくなった。「言いたいことがある」と言いながら何も喋らなかったり，独語がみられるようになった。夜中の12時頃に起きだし，また寝たり，身体を振るわせたりしていた。話のつじつまが合わなくなり，考えがまとまらないらしくすぐに頭を抱えてしまうようにもなった。産科退院後は実家にいたが，「どうして実家にいるのか」と自問したりする。何か聞こえてくるらしいが，内容については一言も話そうとしない。ぶつぶつ呟きながらいつもため息をついているということで，②X－28年3月，約5

ヵ月間当院に入院。退院後はほとんど通院しなかった。X−24年5月，夫と受診。昨日から急に子供のことを心配して夜も眠らず，神経質な様子で夜中に目を覚まし，涙を流したりしていたという。夫の職場に電話をかけてきたため夫が帰宅してみると，落ち着きなく行動もまとまらず，多弁で話のつじつまが合わず，兄弟や母親の悪口を言ったりしている状態だった。本人は「眠れない。歩きたくなる」と訴えていた。以上のことで③X−24年5月から約6ヵ月間当院に入院。その後，④X−19年3月から約8ヵ月間当院に入院。⑤X−12年12月から約1年3ヵ月当院に入院。夫とは，入院中のX−17年6月に離婚し，子供とも音信不通となった。退院後は生活保護を受給しながら援護寮で洋裁をしていた。

X−2年9月から「毎日のんでいるのがつらくなって」服薬を中断したところ，10月に入って不安症状が出てきた。「ここにいて良いのか，どうしたら良いのか」と1時間ごとに援護寮の指導員に聞きにきたり，落ち着きなく立ったり座ったりしていた。10月下旬，当院外来を受診，抗精神病薬が増量になったが，その3日後，自室で便失禁しており，話しかけても応答しない昏迷状態となり，⑥X−2年10月，当院に入院。入院後は困惑が強く，「ここにいて良いのか，どうしたら良いのか」と1時間ごとに看護師に聞きにくる状態が続いていた。X年4月から筆者（上田）が主治医になった。話し始めるのに時間がかかり，やっと話し始めても「ここにいて良いのか？ 若い人たち（患者さん）が多くて名前が頭に入らない，私のお金は保障されているのか，若い人たちについていけない」と微小妄想的な内容を強迫的に繰り返し訴え，泣くことが多かった。このときの処方内容は，sulpiride 600 mg, clocapramine 30 mg, dosulepin 75 mg, alprazolam 2.4 mg, biperiden 6 mg, piroheptine 12 mg, valproate 800 mg, sennosides 48 mg, estazolam 4 mg であった。

亜昏迷状態が続いていると考え，clocapramine, dosulepin, alprazolam を中止し，bromperidol 6 mg を加えた。しかし，あまり改善がみられないことから，9月から risperidone 2 mg を追加し，10月には，risperidone 8

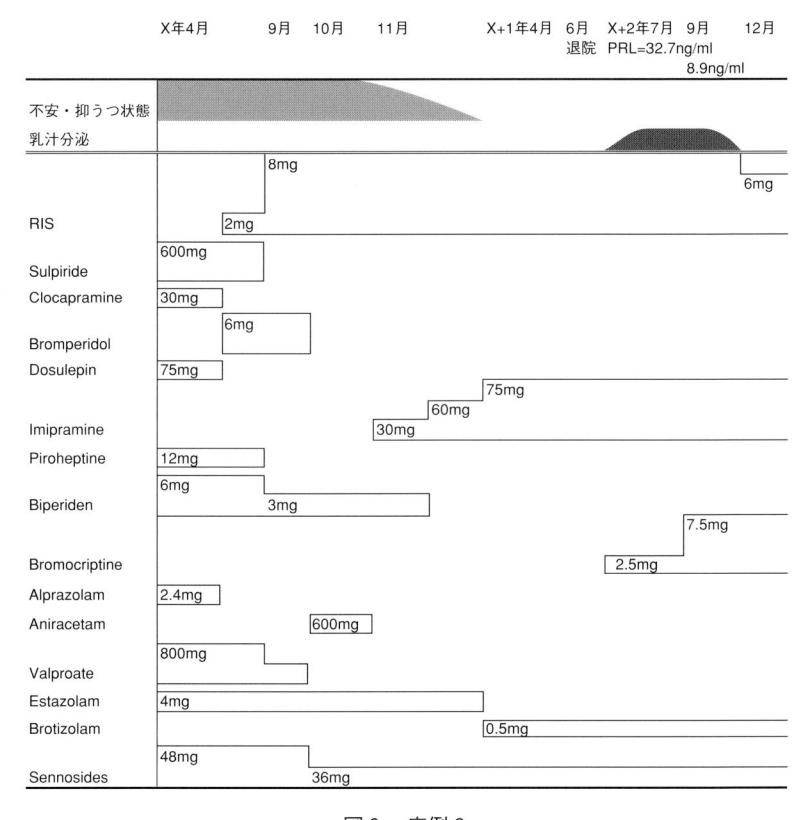

図3　症例3

mg, aniracetam 600 mg, biperiden 3 mg, sennoside 36 mg, estazolam 4 mg としたが，やはり話し始めるのに時間がかかり，「あれを買えば良かった。お金がない，行くところがない」と相変わらず抑うつ的内容に終始した。11月から aniracetam を中止し，imipramine 30 mg を追加した。Imipramine 60 mg に増量した頃から，話し方が次第にスムーズになり，泣くことも少なくなったため 75 mg まで増量した。

X＋1年4月には退院にも意欲をみせるようになり，援護寮からの通院患者と一緒に外出するようになり，6月退院となった。退院時処方は risperidone 8 mg, imipramine 75 mg, sennosides 36 mg, brotizolam 0.5

mgであった。その後，不安，微小妄想，強迫症状は再燃せず，規則的に外来通院していた。X＋2年7月，左乳房の脇に疼痛を感じるようになり，乳汁分泌が起こるようになった。高プロラクチン血症（32.7 ng/ml）を認め bromocriptine 2.5 mg を追加し，7.5 mg まで増量した。9月には血中プロラクチンは正常化（8.9 ng/ml）し，乳汁分泌もなくなり，12月には risperidone を 6 mg に減量した（図3）。

［症例3の考察］

本症例は，risperidone と imipramine（risperidone の影響がより大きいと思われるが）により，高プロラクチン血症・乳汁分泌が認められるようになった。しかし，これらの薬物によってようやく精神症状が改善して退院することができたという感が強く，減量・切り替えに踏み切ることができずに，現在も bromocriptine の併用を続けている。

抗精神病薬は，下垂体前葉の乳腺刺激細胞に対するドパミンの抑制作用を遮断して，プロラクチンの血中濃度を上昇させる[1]。その結果，女性では無月経，男性では勃起不全・射精不能（第3章；症例13参照），さらに女性化乳房・乳汁分泌などが起こってくる可能性がある。Risperidone は広義には非定型抗精神病薬であるが，高プロラクチン血症が高頻度に起こることから，狭義の非定型抗精神病薬ではないという意見がある。

高プロラクチン血症への対策としては，①原因薬剤の中止・減量，薬剤の変更，②治療しない，③bromocriptine を用いる，④漢方薬による治療，などが考えられている[16]。原因薬剤の中止・減量（症例1，2）に関しては，高プロラクチン血症が用量依存的に起こるということだけを考えれば理にかなっているが，精神症状を改善するという大前提からすればそう簡単に実行するわけにもいかない（症例3）。薬剤の変更に関しては，血中プロラクチンに影響を与えにくい olanzapine や quetiapine への切り替えが考えられるが，これもまた現処方で精神症状が安定している場合にはなかなか踏み切ることは難しい。無月経や乳汁分泌は，患者の心理面に

おいては問題だが，医学・医療面ではあまり重大な問題ではないので，十分なインフォームド・コンセントを行い，放置するという考えもある。Bromocriptineによる治療（症例1，3）が最も簡便であるが，ドパミン作動薬であるため精神症状の増悪や不随意運動が出現することがあるし，併用薬が増えることも気にかかる（risperidoneは1日1回1錠投与で維持できる可能性を持った薬なのである）。漢方薬による治療は，精神症状の増悪や有害作用の心配は少ないが，併用薬と服用回数の増加という問題は残る。こうしたことから，われわれは高プロラクチン血症への対策としてまず抗精神病薬の減量を考え，減量できないときは治療を行わないか，患者がどうしても治療を望むならolanzapineやquetiapineに切り替えるという方針をとっている。ともかく，risperidone投与前・中に，無月経，勃起・射精不能などの副作用が起こりうるという情報を患者に与えておく必要はあるだろう。

　無月経・乳汁分泌と同様，あるいはそれ以上に軽視されがちなのが体重増加である。体重増加は40年近く前から抗精神病薬による副作用の1つとして報告されてきたが[5]，食事内容の欧米化傾向が強まり飽食の時代と呼ばれる現代では，むしろ重大な関心を集めるべき副作用と言えるかもしれない。抗精神病薬治療によって引き起こされる体重増加については，①精神症状が改善して食欲が増進する[5]，②様々な神経伝達物質（セロトニン系受容体・ノルアドレナリン系受容体・ヒスタミン受容体・$D_2 / 5-HT_2$比など）の関与[5]，③抗精神病薬の他の副作用（鎮静による運動量低下・口渇による清涼飲料水の多飲）の関与[5]，④プロラクチン（体脂肪を増加させる）の関与[4]，⑤脂質代謝に影響して高脂血症を引き起こす[4]，などの機序が考えられている。一般に従来薬より新規薬の方が体重増加を起こしやすく（従来薬でもsulpiride, chlorpromazine, thioridazineは起こりやすい），新規薬の中では，clozapine, olanzapineでその傾向が高く，risperidoneは比較的低いと言われている[5]。しかし，risperidoneでも，症例1，2や第1章の症例6（入院時，幻覚・妄想，拒否，敵意などの症状

が強かったが，risperidoneにより改善し，低用量で維持している症例）のように，体重が増加する場合がまれならずある。錐体外路症状の少なさへの代償とも思えるこの副作用が患者に与える影響は，われわれ精神科医が考えている以上に大きいようだ。全家連（全国精神障害者家族会連合会）が行ったアンケート調査[12]でも，患者自身が自覚する副作用としては体重増加が口渇（45.2％）に次いで第2位（39.9％）であった。

統合失調症患者の肥満は，抗精神病薬や精神症状によって緩慢になりがちな患者の動作をさらに遅くし，それがまた肥満を増悪させるという悪循環をもたらす。美容上の理由などから，ノンコンプライアンスの原因ともなりかねない。また，高血圧，糖尿病，冠動脈性心疾患，脳卒中，乳癌，変形性脊椎症・膝関節症などの整形外科的障害などを引き起こして[8]，患者のQOLを低下させ生命を危うくする[10]。こうした点を考えれば，体重増加は錐体外路症状以上に重大で危険な副作用であり，その対策は今後さらに統合失調症治療における重要な課題となるだろう。

ではどの程度の体重増加があれば，臨床上有意となるのだろうか？　日本肥満学会の基準では，Body Mass Index〔BMI，体重（kg）/身長（m）^{2}〕が＋25％以上を「肥満」としている[10]。さらに，肥満症（治療すべき肥満）とは，「肥満」に該当するものの中で，医学的見地から減量治療を必要とするものであり，具体的には「すでに肥満に基づく合併症を有しているもの，あるいは現時点ではまだなくとも，将来高率に合併症を発症すると予測されるもの（特に内臓脂肪型肥満）」である[6]。抗精神病薬による体重増加の対策としては，①体重増加が少ないhaloperidolなどへの薬剤の変更（高プロラクチン血症と異なり，薬剤の減量は無効である）[4]や，一般の肥満と同様，②食事療法（食事・栄養指導を含む）[5]，③運動療法（軽・中等度の有酸素運動を1回10～15分以上，可及的に長期間継続する）[14]につきるようだ。しかし，従来薬への変更はせっかく改善していた精神症状・副作用を悪化させる原因となりうるし，食事療法や運動療法も一般の減量と同等かそれ以上に困難となることが予想される。体重増加をきたしや

すい抗精神病薬を用いる際には，すでに肥満や生活習慣病がないか，太りやすい体質かなどのチェックを行い，患者に体重増加が起こる可能性があるという情報を与えておき，体重増加傾向が現れたら早めに食事療法・運動療法などの対策を講じることが必要になってくるだろう。

また，新規薬の中で体重増加とともに問題になっている糖尿病発症のリスクは，olanzapine，clozapine，quetiapineで多く，risperidoneは比較的少ないと報告されている[2,8]。

2．錐体外路症状

従来薬に比べると錐体外路症状が少ないrisperidoneだが，ときにアカシジアを中心とした錐体外路症状に苦しめられることがある。

［症例4］統合失調症初回エピソード。Quetiapineからrisperidoneに切り替えることで被害関係妄想・考想察知が改善したが，アカシジアが出現・増悪した。さらにolanzapineに切り替えたがアカシジアは持続し，抗精神病薬を一時中止することでようやく改善した症例。

<u>29歳　女性　バイオリン教師</u>

A市で出生。他県の音大卒業後，地元に帰りバイオリン教師をしていた。X−2年春頃から，両親の不仲，自分のバイオリンの技術に関して悩むようになり，9月，不眠，動悸を主訴にB神経科クリニックを受診した。抑うつ気分が認められ，うつ病の診断の元に通院していた。X年7月，母親と当院を受診。約1ヵ月前に，幼少時からバイオリンを習っていたC先生に対する批判を，現在習っているD先生に話したところ，ひどく叱られて「もう顔も見たくない」と言われてしまった。その罪悪感から家で包丁を持ち出し「死ぬ」と言ったりするようになった。そのうち，近所の人や塾の子供達，さらにはその父兄達からも「おかしな先生」と思われているような気がしてきた。その人たちの視線がいつもと違っており，噂されているような感じがした。さらに，その人たちやバスの運転手の様

第6章 Risperidone の副作用への対処と至適用量　169

	X年7月	8月	9月	10月
被害関係妄想・考想察知				
不安・抑うつ状態				
錐体外路症状				
RIS		2mg → 4mg	2mg	
Quetiapine	100mg → 175mg → 300mg			75mg → 100mg
Olanzapine			10mg	
Levomepromazine		15mg		
Biperiden		2mg	3mg	
Alprazolam			1.2mg	
Cloxazolam			3mg	
Brotizolam	0.25mg			

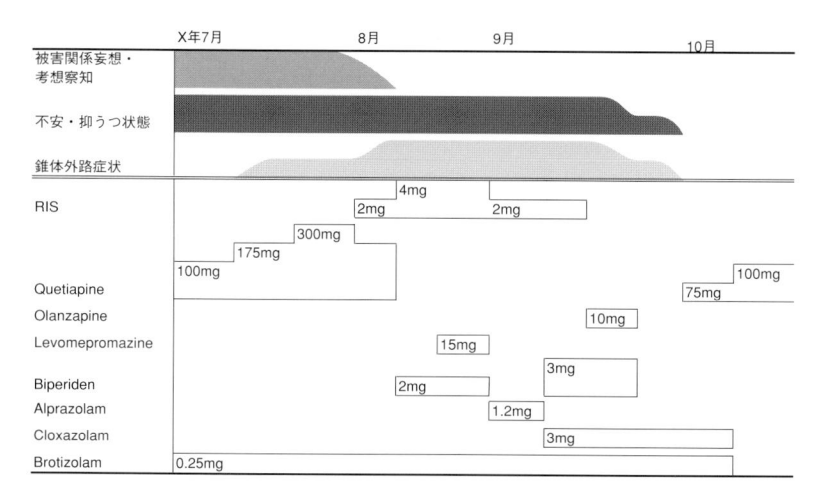

図4　症例4

子が，自分しか知らないことを知っているような素振りに見えたとのことだった．1週間後，B神経科クリニックからの紹介状を持参して再受診した．前医処方は，trazodone 75 mg，diazepam 15 mg であったが，上記のことから，被害関係妄想，考想察知が存在し，統合失調症が疑われるため，quetiapine 100 mg，brotizolam 0.25 mg を処方したが，翌日，どうしても不安が強く，視線を感じてパニック様になってしまうということで任意入院となった．

　入院後，quetiapine を 175 mg に増量したところ，呂律が回らず口元が硬くなり，口が半開きになってしまうという錐体外路症状を思わせる訴えがあった．他覚的にはあまりはっきりしたものではなかったので，quetiapine を 300 mg まで増量した．混乱・自責・不安・抑うつ・絶望感が強く，頻回に診察を希望したが，妄想的内容，不安・抑うつ的内容の話に終始した．「上口唇が上がってくる感じがある」といった訴えもあり，8月から quetiapine を risperidone に切り替えていき，2週間後には risperidone 4 mg，biperiden 2 mg とした．上記の，妄想的・不安抑うつ的内容の言動は次第に消失していったが，8月下旬からアカシジアが強く

なり，levomepromazine 15 mg を上記処方に追加したが軽減せず，9月初旬からはさらに alprazolam 1.2 mg を追加した。

アカシジアは一時軽減して外泊にも出られるようになったが，再び増悪し，泣きながら廊下を歩いているような状態が続いた。9月中旬より risperidone を 2 mg に減量し，biperiden 2 mg を中止したが改善せず，1週間後 cloxazolam 3 mg, biperiden 3 mg を追加した。さらに2日後には risperidone を中止し olanzapine 10 mg に変更した。しかし，アカシジアが全く改善しないため10日後には olanzapine を中止，cloxazolam 3 mg, brotizolam 0.25 mg のみとし，ようやく改善した。その1週間後より quetiapine 75 mg を追加したがアカシジア・精神症状の再燃がないため，10月下旬退院となり，現在は quetiapine 100 mg を投与している（図4）。

［症例4の考察］

潜伏期間が長い統合失調症初回エピソードと考えられた症例。錐体外路症状を思わせる訴えは quetiapine 投与初期からみられたが，強い不安からくる過敏な反応と考えて risperidone への切り替えを行い，アカシジアを増悪・持続させる結果となった。アカシジアは olanzapine への切り替えによっても改善せず，抗精神病薬を全て中止してようやく改善した。

Risperidone は 6 mg 以上の高用量では haloperidol と同等の錐体外路症状出現率となってしまうが，症例4のように，4 mg 以下の低用量で抗コリン薬を併用していてもアカシジアが起こってくることがある。われわれは症例4以外にも，統合失調症初回エピソードで，比較的低用量の risperidone による治療で強いアカシジアが持続し，症例A：thioridazine と BZ の併用で改善した症例（現在は quetiapine を投与中）や，症例B：低用量の sulpiride（200 mg）と paroxetine（10 mg）の併用で改善した症例を経験している。いずれの症例も低用量の risperidone で錐体外路症状は出現しやすかったが精神症状も速やかに改善した。こうした症例がほと

第6章　Risperidoneの副作用への対処と至適用量　171

んど例外なく初回エピソードであるという事実は，統合失調症の初期には少なからぬ症例でドパミン遮断薬に対する過敏性が生じている時期があり，その時期に抗精神病薬を投与する場合は相当慎重に行わなければならない，ということを示しているのかもしれない。一般に初回エピソードの特徴として，抗精神病薬に対する反応性が良好で，錐体外路症状への感受性が高いことが挙げられるが，これら3症例（症例4，前頁症例A，B）はとりわけこうした特徴を体現しているように思う。錐体外路症状に対する過感受性の対策として，初回エピソード症例では，①risperidoneを0.5〜1mg程度から開始しゆっくり増量する，②睡眠薬などBZと併用する，③少量のthioridazine, levomepromazineなどの低力価抗精神病薬と併用する（第1章でも述べたように，現在，われわれは，risperidoneに低力価抗精神病薬を併用していない。その理由は，①抗精神病薬の併用は新規薬の効果減弱や，②錐体外路症状などの副作用増強，③フェノチアジン系抗精神病薬は離脱が難しく，多剤併用につながるからである），④錐体外路症状が少ない他の新規薬（quetiapine, olanzapine）に切り替える，⑤場合によっては一時抗精神病薬を中止する，などが考えられる。統合失調症の病態や抗精神病薬の作用機序にも未解明な部分が多い現在，こうした一見不可解で難治な副作用は避けられないのかもしれない。しかし，こうした副作用を恐れるあまり，最初から大量の抗コリン薬を投与し，さらにそれを投与し続けるという愚だけは避けなければならないと考える。

3．起立性低血圧

　新規薬のうち，risperidoneやclozapine, quetiapineでは，α遮断作用により起立性低血圧・頻脈が起こる場合がある[13]。これらは用量依存性で，初回投与後や投与後2〜3日で起こりやすいとされる[13]。高齢者では特に転倒が問題となるが，一般成人ではあまり問題とならない。薬物療法は通常必要なく，臥位から急に立位にならないで一度坐位になってから立ち上

がるように指導することで解決することが多い。

Risperidone 自体にも，無月経・乳汁分泌・肥満・錐体外路症状・起立性低血圧など様々な副作用があり，その対処には十分な配慮が必要である。場合によっては従来薬を含む他剤への変更も必要になるが，安易に抗コリン薬・ドパミン作動薬・昇圧剤のような副作用のための薬を併用することはなるべくなら避けたい。副作用に対して副作用のための薬を重ねることは，多剤併用や抗精神病薬の過量投与といった，これまでの精神科薬物療法の問題点をそのまま踏襲することに他ならないからである。副作用には薬の減量・変更という薬理学の原則に立ち返るべきだろう。

II．Risperidone の至適用量

Risperidone は，1～3 mg の用量では D_2 遮断作用よりも 5-HT_{2A} 遮断作用が優位になり，錐体外路症状の出現を抑制できることはこれまでも幾度となく述べてきた。しかし低用量の risperidone は，副作用のみならず精神症状に対する改善効果でも高用量を上回る可能性がある。

［症例 5］被害関係妄想・自我意識障害が持続していたため，risperidone（6 mg）を減量できずにいた症例。遠方に転居し通院が不規則になり，結果的に 1 日 2 mg の低用量になったところ，かえって精神症状が改善した。
　29歳　女性　無職
　A 市で 3 人兄弟の第 2 子として出生。X-12年，高校卒業後上京，ウェートレスとして 9 ヵ月間働いたが，給料が安いという理由でやめて帰郷した。2 ヵ月後に再び上京しスナックに勤めたがすぐにやめ，B 県や C 県の友人宅を泊まり歩いたり，新興宗教に入信してすぐにやめたりといった生活状況だったという。X-8 年 7 月，C 県で16歳年上の男性（D）と知り合い，一緒に住むようになった。この頃から自分の考えが人に知られる

第6章　Risperidone の副作用への対処と至適用量　173

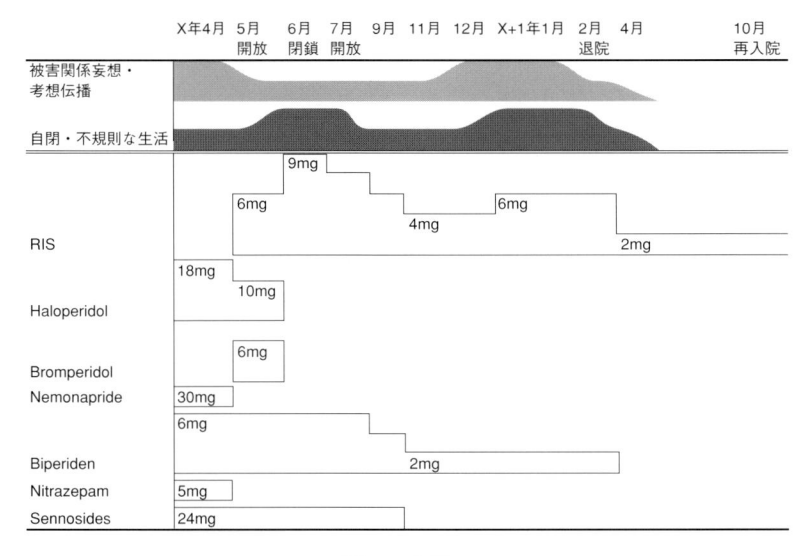

図5　症例5

ような感じがしてきた。電車に乗るのも恥ずかしいような気がして自宅に引きこもるようになった。独語，空笑も現われ，9月，Dと母親と3人でE精神病院を受診。

①X−8年9月から約1ヵ月間入院した。退院後はC県に戻りX−7年8月女児を出産，Dと入籍したが再び自我意識障害が出現し，②X−7年8月から約3ヵ月間，F精神病院に入院。退院後は実家に戻り，X−6年2月離婚した。考想伝播・察知が増悪し，③X−6年7月から約5ヵ月間，E精神病院に入院。さらに，④X−2年6月から約3ヵ月間，同院に入院。その後，同院外来に通院していたが，ほとんど薬だけもらいに来る形の通院だった。X−1年11月からX年3月，共同作業所に通所していたが異性関係や飲酒の問題があり，やめさせられてしまった。その後は家にいて不規則な生活をしていたが，兄と折り合いが悪く喧嘩ばかりしていた。「人から見られている気がして外出ができず，病院にも通院できない」ということで，X年4月，自宅に比較的近い当院に紹介され，不規則

で自閉的な生活状況を改善する目的で入院となった。

紹介時の処方は，haloperidol 18 mg, nemonapride 30 mg, biperiden 6 mg, nitrazepam 5 mg, sennosides 24 mg であった。自発性，意欲の改善を目的として haloperidol を bromperidol に切り替えていき，risperidone 6 mg を上乗せ投与した。5月には開放病棟に転室したが，被害関係妄想・考想伝播が増悪して1週間後には本人の希望で閉鎖病棟に戻った。入院2ヵ月後には bromperidol を中止し，risperidone 9 mg, biperiden 6 mg とした。7月には再び開放病棟に転室したが，夜間は眠らず朝はなかなか起きてこない，アルコール依存症患者と外出して飲酒したりと相変わらずの生活状況であった。それでも9月からは院外作業に出かけるようになり，生活状況も幾分改善してきた様子だった。9月から risperidone を減量した。11月から risperidone 4 mg（biperiden 2 mg）としたが，12月より被害関係妄想・考想伝播が増悪し，X＋1年1月から 6 mg に増量した。2月には，被害関係妄想・考想伝播は続いていたが，病棟内での逸脱行為（病室内での喫煙，他患者のおやつを盗む）が続いて病院に居づらくなり，入院生活にも飽きたという理由で退院となった。

退院時処方は，risperidone 6 mg, biperiden 2 mg であった。4月には病院で知り合った男性患者（G）と遠方の H 市で同棲するようになり，通院・服薬が次第に不規則になったが，不思議と精神症状は落ち着いていたため，結局，risperidone 2 mg の1日1回服用になった。1ヵ月に1回程度は患者本人が受診したが，risperidone 2 mg の服用だけは続けていたようで，被害関係妄想・考想伝播はほとんど消失していた。10月には，G との別れ話から，興奮・混乱が強くなり当院に再入院となったが，被害関係妄想・考想伝播は再燃していない（図5）。

［症例5の考察］
精神症状（被害関係妄想・考想伝播）と怠惰な生活状況（もちろん抗精神病薬が奏効する症状ではないが）が続き，risperidone を減量できずにいた例である。退院して遠方に転居したため，なし崩し的に低用量投与と

なったが，それでかえって精神症状は軽減したという印象である。

［症例6］長期間の引きこもりの後，解体症状で発症した初回エピソード症例。Risperidone を 6 mg まで増量したが無効のため，olanzapine 15 mg に切り替えを行った。Olanzapine による眠気・過鎮静が出現し，再び低用量の risperidone に切り替えたところ意欲低下・臥床傾向が改善した。

<u>18歳　男性　無職</u>

　A市で出生。幼小児期はやや内気な性格である以外は普通の子供であった。小学校6年時に人前でうまく話せないことを同級生から揶揄されたことを契機として不登校になり，家に引きこもっていた。中学校は1日も通学していない。毎日自室でテレビを見たり，テレビゲームをしたりして過ごしていた。家庭内暴力もなく，学校に行かない以外は格別変わった様子はなかったという。X年4月から通信制の高校に入学し，月に一～二度のスクーリングには出かけるようになり，両親は一安心していた。しかし，8月頃から徐々に様子が変わってきた。しきりに独語するようになり，家の中を歩き回り，毎日一緒にいる母親ともコミュニケーションがとれなくなってきた。さらに，突然母親を力ずくで家の外に出したり，近くの小学校に早朝無断で入り込んで無言でいたりするなど奇妙な行動がみられるようになり，X年11月，両親と当院を受診した。

　診察室では，緊張した面もちで閉眼したまま問いかけにも返答しない状態であり，経過から統合失調症が疑われ医療保護入院となった。Risperidone 2 mg，brotizolam 0.25 mg で治療を開始したが，投与2日後には急性ジストニアが出現し，biperiden 2 mg を追加した。また，入院後3週間は，興奮はないが食事もあまり摂らず，徘徊が著明で女性用の病室にも入り込んでしまう状態が続き，時々隔離室を使用した。その後，約1ヵ月で risperidone を 5 mg まで増量した頃から徐々に疎通性がとれるようになっていった。何度か外泊を繰り返し，家人の評価も良好であったため，X+1年2月，退院となった。退院時処方は，risperidone 4 mg，biperiden 2

```
          X年11月         X+1年2月  5月 7月  9月        10月
                          退院        再入院 開放病棟
混乱・徘徊・自閉
錐体外路症状
過鎮静

RIS         2mg  | 5mg | 4mg |   2mg   | 2mg |
Olanzapine                        10mg | 15mg |
Biperiden        2mg
Brotizolam  0.25mg
```

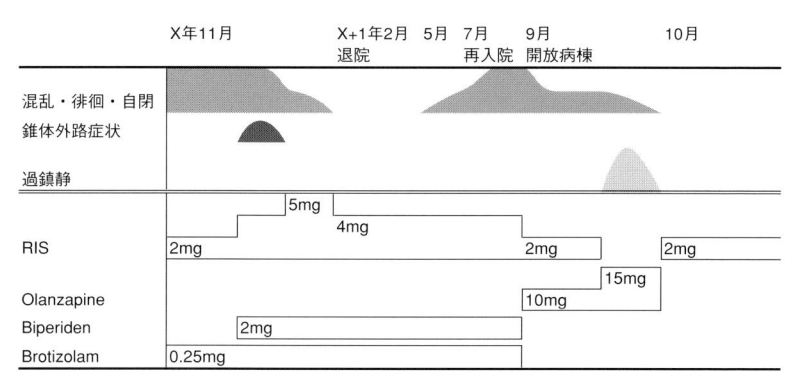

図6　症例6

mg，brotizolam 0.25 mg であった。退院後2ヵ月は2週間に1回母親同伴で通院し，週2回病棟の作業療法にも参加していたが，5月頃から作業療法に参加しなくなった。家でしきりに何かを怖がり消防署に電話したり，前後の脈絡が不明の内容のことを言うようになり，食事・服薬も不規則になってきた。そのため7月，再入院となった。

再入院後，risperidone 6 mg に増量したが，初回入院時と同様徘徊が著明で病棟から勝手に出ていこうとするため2日間隔離室を使用した。その後は徐々に安定を取り戻したが，終日臥床していることが多くなってきたため，生活状況の活性化を期待して9月初旬から開放病棟に転室させた。さらに risperidone の効果が不十分と判断して olanzapine への切り替えを行い，9月下旬からは olanzapine 15 mg の就寝前1回投与とした。Olanzapine を上乗せ投与した時点では，表情が明るくなり以前より言葉数も増えたような印象であったが，次第に朝起きられなくなり終日毛布を頭からかぶって寝ている状態となってきた。夕食後投与にしたり，1日3回投与にしてみたが同じ状態であり，精神症状による臥床傾向ではなく，olanzapine の副作用による過鎮静と判断して，10月中旬から再び risperidone 2 mg の就寝前1回投与に変更したところ疎通性が改善し，寝てばかりいるということもなくなり，作業療法にも積極的に参加するようになった

（図6）。

［症例6の考察］

統合失調症解体型・破瓜型の症例。このタイプは従来から難治で薬物療法は効果が低いと考えられてきた。Risperidoneで治療したが錐体外路症状が出現しやすく，混乱・自閉・意欲低下などの精神症状には無効と判断しolanzapineに切り替えた。しかし，olanzapineにより強い眠気・過鎮静が出現し，再び低用量のrisperidoneに切り替えた。今のところではあるが，疎通性不良・意欲低下・臥床傾向は改善してきた印象がある。

症例5，6は，おそらくどんな抗精神病薬によっても治療が難しいと思われる症例である。実際，高用量のrisperidoneは無効であった。しかし，低用量のrisperidoneにしたところ，かえって難治性の精神症状（陽性症状・陰性症状）が改善した。もちろん，こうした改善は一過性で，副作用の軽減による「見かけ上の」改善である可能性もあるが，低用量のrisperidoneが高用量のrisperidoneよりも精神症状の改善効果が優れていることを示すものかもしれない。筆者（上田）は2001年11月1日現在，外来で74例の統合失調症症例を担当していたが，そのうち1～2mgの低用量で維持していた症例は16例（21.6％）であった。その用量での維持期間は最長で約4年におよぶが，それ以外の例を見渡しても，精神症状の悪化・再入院例はほとんどない。この良好な維持効果の理由として，①副作用・用量・服薬回数が減少し服用しやすくなることや，認知機能が改善し，のみ忘れが減ることによってコンプライアンスが向上する，②切り替え・減量の過程が精神療法的に働く，③低用量では心配なのでそれだけ注意深く診察する，などを考えていた。しかし，低用量のrisperidoneが「特別な力」を発揮することによって維持効果が高まったという見方もできる。

低用量のrisperidoneが副作用を軽減するのみならず，臨床的にもより有効である可能性を示唆するデータはConleyら[3]によっても報告されている。この研究は，1997年にTranら[15]によって発表されたolanzapineと

表1　Tranらによる研究

olanzapine（OLZ）17.2±3.6 mg/day vs. risperidone（RIS）7.2±2.7 mg/day
　a）効果
　　　SANS（陰性症状尺度）の改善率　　　　　　　　OLZ＞RIS（P=0.020）
　　　PANSS総得点で40％以上の改善率を示した割合　OLZ＞RIS（P=0.049）
　　　維持効果　　　　　　　　　　　　　　　　　　OLZ＞RIS（P=0.001）
　b）副作用
　　　体重増加・肝機能上昇　　OLZ＞RIS
　　　EPS・高プロラクチン血症 RIS＞OLZ

表2　Conleyらによる研究

OLZ 12.4 mg/day vs. RIS 4.8 mg/day
　a）効果
　　　PANSS総得点　　　　　　RIS≒OLZ
　　　陽性症状（8週間）　　　　RIS＞OLZ（P＜0.05）
　　　不安／抑うつ（8週間）　　RIS＞OLZ（P＜0.02）
　b）副作用
　　　EPS（ESRS；Extrapyramidal Syndrome Rating Scale）
　　　総得点・患者の自覚・パーキンソニズム
　　　　・アカシジア・ジスキネジア　　　　　　　　RIS≒OLZ

　高用量の risperidone との比較試験を受けて行われたものである。それぞれの研究結果の概要を表1，2に示す。

　われわれの意図は，olanzapine と risperidone を比較することではない。Olanzapine が両者の研究でほぼ同用量であることを利用し，olanzapine を通じて risperidone の高用量と低用量の比較を試みたいのである。両者の研究を比較してわかるように risperidone は低用量群（Conley；4.8 mg/day）の方が高用量群（Tran；7.2±2.7 mg/day）よりも効果が優れており，副作用に関しても，錐体外路症状は低用量群では olanzapine と同程度ということになる。Conley[3]はさらに，発売以来，risperidone の平均用量が低下しているというメリーランド州のデータを挙げ，これも risperidone が低用量でより有効性が増すことの証の1つとしている。筆者自身の経験でも，最近は急性期でも risperidone を5 mg/日以上用いる

ことはほとんどなくなった印象があること，高用量の従来薬を低用量のrisperidoneに切り替えても精神症状の悪化が起こらないという事実などは，低用量risperidoneの「特別な力」を示すものかもしれない。Conley[3]は，この低用量risperidoneの「特別な力」の機序として，低用量ではドパミン受容体とセロトニン受容体の占有バランスが最適になり，高い効果を発揮するのではないかと推論しており，risperidoneを高用量（6〜7 mg）から低用量（2 mg）に減量することで約30〜40％の患者が改善する可能性があるとしている。Haloperidolに代表される高力価ドパミン遮断薬が，陽性症状に対して高い有効性を示すことから，今なおドパミン仮説は統合失調症の病因論において重要な位置を占める。しかし他方では，clozapineの再評価以来，陽性症状だけをとってみても，ドパミン仮説だけでは説明がつかなくなっているのが現状である。今後の研究成果を待たねばならないが，この「ドパミン-セロトニン最適化セオリー」は，そうした議論の中で重要な役割を担うかもしれない。

　日々の臨床に従事する精神科医からは，依然として大量の抗精神病薬を必要とする患者もいるという反論が出ることも予想される。Risperidone自体に関してもPANSS総得点がプラセボと比較して有意な改善を示すのは，6 mg群と16 mg群であるという研究[9]もある。しかし，Conley[2]は，16 mg群の改善は，抗精神病効果ではなく，二次性のパーキンソニズムが患者を鎮静化するために起こったと考えている。従来薬の大量投与によって得られた精神症状の安定化もおそらくこの「副作用による鎮静効果」によるものと考えてよいだろう。なぜなら，抗精神病薬を大量投与された患者のドパミン受容体（他のあらゆる受容体を含めて）は薬によってすでに過飽和状態になっているからである。

　われわれの言いたいことは，そろそろ日本の精神科医も，患者を薬の副作用で治療するのではなく，主作用をうまく生かした「至適用量」で治療することに関心を払うべきであるということにつきる。根拠のない多剤併用療法にも同じことが言えるが，経験主義に頼りすぎた野蛮な治療をいつ

までも続けることは患者の利益にならないし，日本の精神医療をますます遅れたものにしてしまうだろう。

Ⅲ．Risperidone を使うようになって見えてきたこと

1）Risperidone は急性期でも，単独や BZ 誘導体や気分安定薬などの補助治療薬との併用で十分使用可能である。急性期から使用すれば，維持療法にもっていきやすい。

2）従来薬を risperidone に切り替え，さらに減量して用いることによって，副作用の軽減・精神症状の改善・服薬コンプライアンスの向上がもたらされる。

3）Risperidone は，せん妄・痴呆・幻覚妄想状態などを呈する高齢者に対して，第 1 選択（1 st choice）として用いることができる抗精神病薬で，気分障害などに対しても副作用が少なく，抗精神病薬を必要とする多くの場面でその有用性を発揮する。

4）Risperidone 自体にも，無月経・乳汁分泌・肥満・錐体外路症状・起立性低血圧など様々な副作用がある。その対処には，場合によっては減量や従来薬を含む他剤への変更も必要になるが，安易に抗コリン薬のような副作用のための薬を併用することは避けたい。

5）統合失調症症例に関しては，低用量の risperidone でも治療・維持できる可能性がある。その理由として，①副作用・用量・服用回数の減少，認知機能の改善によってコンプライアンスが向上する，②切り替え・減量の過程が精神療法的に働く，③低用量の risperidone は，ドパミン受容体とセロトニン受容体の占有バランスが最適となり，高用量よりも副作用が低減するだけでなく，有効性が高い可能性がある，などが考えられる。

6）Risperidone は多剤の中の 1 剤として用いる薬ではなく，単剤・少量投与でその真価を発揮する薬である。

わが国では，2000年，抗精神病薬の処方全体に占める新規薬の処方率は，わずか6.4%であり，米国（76.8%），イギリス（28.4%），フランス（20.5%），ドイツ（13.8%），イタリア（39.4%），スペイン（32.0%）に比較するとかなり低い水準にとどまっている[11]。さらに，新規薬処方率の増加を1996年と2000年で比較すると，日本はわずか5.4%であり，米国（51.4%），イギリス（23.6%），フランス（13.0%），ドイツ（9.5%），イタリア（23.7%），スペイン（25.6%）に比べ，これも低い水準にとどまっている[11]。この理由としては，①長く入院中心医療が続いてきたため，患者に変化（ときには悪化）が現われる可能性のある「切り替え」に踏み切れない，②多剤併用療法が多いために新規薬を上乗せしてもその良さが実感できない，③日本では最近まで新規薬はrisperidoneだけしか使うことができなかった，などの事情が考えられる。しかし，先に掲げた諸外国の処方率データを見るまでもなく，世界の統合失調症治療の趨勢はもはや新規薬を使うか否かといった段階から，それらをいかに上手く使うかという段階にシフトしてきているように思われる。

　われわれは今，統合失調症治療において，これまでどおりの多剤併用・大量投与か，新規薬の単剤・至適用量投与かの二者択一を迫られている。「Risperidoneを使いこなす」ことによって，1人でも多くの患者が，risperidoneをはじめとする新規薬による，新しいが単純で実りの多い治療の恩恵を受けるようになることを願ってやまない。

文　　献

1) Aitchison, K. J., Meehan, K., Murray, R. B.：分裂病圏精神病の初回エピソードへの処方．初回エピソード精神病（嶋田博之，藤井康男訳），pp. 57-88，星和書店，東京，2000.
2) Caro, J. J., Word, A., Levinton, C. et al.：The risk of diabetes during olanzapine use compared with risperidone use：a retrospective database analysis. J. Clin. Psychiatry, 63：1135-1139, 2002.
3) Conley, R.（南光進一郎監修）：非定型抗精神病薬　最良の転帰を得るために薬剤の

差を知る.臨床精神薬理, 4：1677-1696, 2001.
4）金野滋：向精神薬と肥満.精神科治療学, 12：1447-1454, 1997.
5）嘉納明子：抗精神病薬の食欲増進作用・肥満.こころの臨床á・la・carte, 19（増刊号）：241-243, 2000.
6）加藤清恵, 松岡健平：無理のない食事療法.総合臨床, 46(8)：2146-2150, 1997.
7）小谷一晃, 松沢佑次：肥満の判定と肥満症の診断.総合臨床, 46(8)：2064-2070, 1997.
8）Koro, C. E., Fedder, D. O., L'Italien, G. J. et al.：Assessment of independent effect of olanzapine and risperidone on risk of diabetes among patients with schizophrenia：population based nested ease-control study. BMJ, 325：243-245, 2002.
9）Marder, S. R., Meibach, R. C.：Risperidone in the treatment of schizophrenia. Am. J. Psychiatry, 151：825-835, 1994.
10）松岡健平, 上島国利：精神分裂病治療における生活習慣病のコントロール　肥満・糖尿病治療を中心に.臨床精神薬理, 4：1473-1485, 2001.
11）諸川由実代：非定型抗精神病薬治療の世界的動向.臨床精神薬理, 4：1615-1624, 2001.
12）岡上和雄, 丹野きみ子：当事者本人からみた社会復帰過程における薬物の効果.臨床精神薬理, 4：369-376, 2001.
13）Philip, G. J.：抗精神病薬による治療.根拠にもとづく精神科薬物療法（仙波純一, 本橋伸高, 南海昌博, 石丸昌彦訳), pp. 51-106, メディカル・サイエンス・インターナショナル, 東京, 2000.
14）佐藤祐造, 大矢秀一, 奥山牧夫：無理のない運動療法.総合臨床, 46(8)：2151-2155, 1997.
15）Tran, P. V., Hamilton, S. H., Kuntz, A. J. et al.：Double-blind comparison of olanzapine versus risperidone in the treatment of schizophrenia and other psychotic disorders. J. Clin. Psychopharmacology, 17：407-418, 1997.
16）山田和男：高プロラクチン血症・性機能障害・女性化乳房・乳汁漏・月経異常.臨床精神薬理, 2：873-877, 1999.

第7章

統合失調症に対する薬物療法の現状
―総合病院での経験から―

　日本最初の新規薬である risperidone が導入されてからすでに8年間が経過したが，新規薬の単剤使用率は約9％[2]であり，いまだに多くの統合失調症患者は従来薬を中心とした多剤・大量投与による「従来型薬物療法」で治療されている。現在4剤ある新規薬はこの「従来型薬物療法」の中の1剤として用いられている場合が多い現状にある[11]。統合失調症に対する薬物療法は，急性期・慢性期を問わず新規薬による単剤・適量治療を推進していく必要がある。新規薬を推奨する理由は，新規薬は従来薬に比較して，①錐体外路症状を中心とした副作用が少ないこと，②認知技能障害，陰性症状，抑うつなどの症状に有効な場合があること，③患者が感じる「のみやすさ」が優れ，コンプライアンスの向上が期待できる[10]こと，④再発防止効果が良好である[10]こと，⑤副作用のための薬を大幅に減量できる可能性があること，などの理由からである。また，新規薬による単剤・適量治療を推進する必要性については，①副作用の出現・増強を最小限にするため，②新規薬の効果は単剤処方で最大になることが期待されること，逆に言うと，多剤併用によって効果が増強するというエビデンスが乏しい[1]こと，多剤・大量療法では，③コンプライアンスが低下する可能性が高い[10]こと，④心理社会的治療や社会復帰の妨げになる[5]こと，⑤患者のQOLを低下させる[5]こと，などがある。

I. 盛岡市立病院（当院）の統合失調症患者の特徴

当院は総合病院であり，精神科は80床の入院病床（閉鎖60床・開放20床）を有している。

1）急性期：総合病院精神科のため，受診しやすいせいか特に若年者の初回エピソードが比較的多く，最近の症例については全例，新規薬で治療している。また，従来薬の怠薬により再燃した症例，規則的服薬によっても再燃した症例についても積極的に新規薬で治療している。

2）慢性期・維持療法期：難治性の陽性症状，認知障害，陰性症状，抑うつなどの精神症状や，抗コリン薬を併用していても錐体外路症状などの副作用が持続していたり，コンプライアンスを向上させたい患者，日常生活機能の向上を図りたい患者については，新規薬へのスイッチングをこちらから勧める場合がある。また，患者本人や家族が新規薬へのスイッチングを希望して受診する場合も多い。

3）身体合併症：当院は総合病院であるため，他の精神病院入院中に麻痺性イレウスなどの身体疾患を合併し，合併症治療目的で転院する症例も多い。

以下に具体的症例を提示し，各症例への対処についての当院における現状を紹介するとともに，盛岡市立病院精神科外来における統合失調症薬物療法に関する調査結果を報告し，新規薬による単剤・適量治療がどこまで達成できているかを検証したい。

II. 症　　例

1. 急性期

急性期治療に際しては，初回エピソード，再発・再燃症例を問わず新規薬単剤による治療を原則としている。新規薬の第1選択薬は，症例に応じ

て副作用プロフィールを優先して選んでいる[3]。第1選択薬を十分な量と十分な期間使用しても無効な場合は，さらに他の新規薬を順次，単剤で使用している[3]。

1）初回エピソード

［症例1］

<u>13歳　男性　中学生</u>

言葉の発達が遅く，3歳になっても話せなかったため，8歳まで「言葉の教室」に通っていた。X年4月，クラスで友人とのトラブルがもとで，いじめにあった。7月より不眠，食欲不振が続き不登校になった。8月，A病院受診。妄想知覚，被害関係妄想，奇異な行動，空笑，集中困難，不眠などが認められ，統合失調症の診断で入院となった。Risperidone 2 mg, flunitrazepam 1 mg で薬物療法が開始された。幻聴，不眠は改善したが，治療開始2日目からアカシジア，手指振戦，眼球上転，口周囲のこわばりが出現した。Biperiden の筋注・内服，promethazine, hydroxyzine の内服で対応したが，アカシジアが改善しないため，治療開始第1週には risperidone を 1 mg に減量。第2週にはアカシジアは改善したが，幻聴，被害妄想が再燃した。その後，risperidone を中止し，perospirone 8 mg に変更となった。病棟内でふざけて，急に踊ったり，歌ったり，他の患者の真似をしたり，母親に暴言を吐いたり，いつもけらけらと笑うなど，脱抑制・不穏状態が続き，連日のように levomepromazine, haloperidol, biperiden の筋注が行われた。投与開始から2週間で perospirone 24 mg まで増量されたが効果不十分で，第3週に propericyazine 5 mg が追加され 15 mg まで増量された。精神状態は不安定なままで，手指振戦，アカシジアなどの錐体外路症状が続き，9月，患者の様子を見かねた両親の希望でA病院から当院に転院となった。転院後は，perospirone, olanzapine の単剤投与を順次試みたが，脱抑制・精神運動興奮はなかなか改善しなかった。興奮が著しいときには，haloperidol などの筋注は行わず，risperidone 内用液，lorazepam の内服，隔離室の使用で対処した。最終的には，

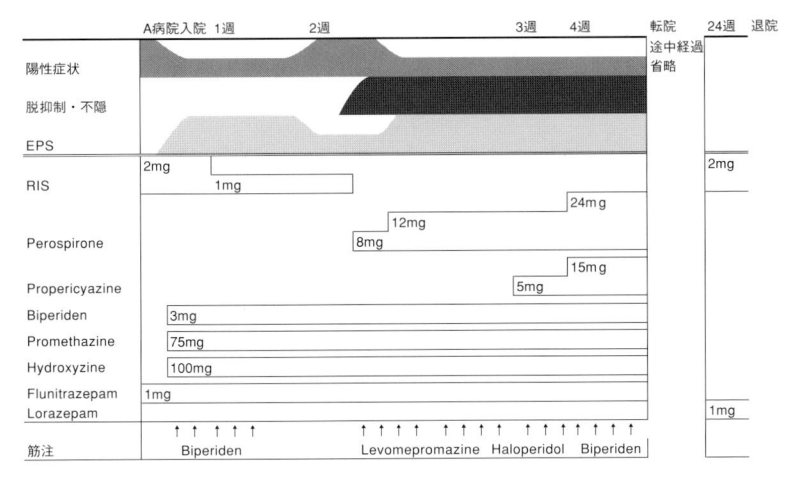

図1 症例1

risperidone 2 mg, lorazepam 1 mg で精神状態が安定し,錐体外路症状も消失して,当院転院後約6ヵ月後に退院することができた(図1)。

［症例2］
14歳　女性　中学生

　元来真面目で我慢強い性格であり,体調が悪くても学校を休むことはなかったという。X年3月のある日,突然,「鼻息のような音が聞こえる,カチカチという音や人の話し声のようなものも聞こえる」と言い,母親に「何か隠し事をしている」と涙ぐんで訴えるということがあった。さらに「耳が下がる,聞こえない変な音がする」と言うため,夜間救急を受診した。小児科医に耳鼻科受診を勧められ,診察を受けた。心因性難聴かもしれないと言われたという。翌日も,「誰かが家の中にいる,先生やクラスメート,家の人がみんなでグルになって自分を殺そうと企んでいる」とおびえた様子であった。いつも朝に洗髪するなど身なりに気を遣う方なのに,ここ4〜5日風呂にも入らず鏡も見なくなった。クッションに顔を埋め,何を聞かれても「何も,別に」としか答えなくなった。こうした状態

第7章　統合失調症に対する薬物療法の現状—総合病院での経験から—　187

	入院	1週	3週	4週 退院
陽性症状				
RIS	1mg	1.5mg	2mg	
Lorazepam	1mg		0.5mg	
Brotizolam	0.25mg			

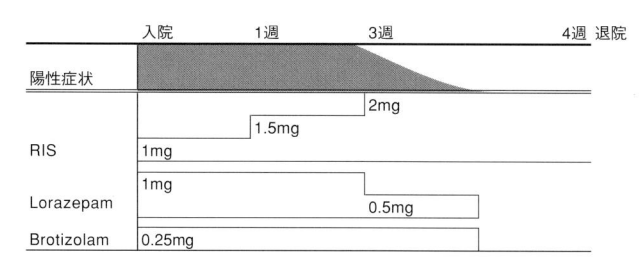

図2　症例2

が1週間続き，両親と当院を受診。幻聴，妄想気分，妄想知覚，被害関係妄想，注察妄想が認められ，統合失調症の診断で入院となった。入院後は，患者本人・家族に対して，精神症状・可能性のある疾患・薬物療法の必要性・薬物について十分に説明した。Risperidone 1 mg, lorazepam 1 mg, brotizolam 0.25 mg で治療を開始。Risperidone を1～2週間で0.5 mg ずつ増量していった。約1ヵ月後，前記症状は消失し退院となった。退院時の処方は risperidone 2 mg の就寝前1回投与である（図2）。

［症例1, 2の考察］

症例1は，はじめから初回エピソードとしては高用量（2 mg）の risperidone を使用したため，アカシジア，眼球上転などの急性錐体外路症状が出現し，混乱・興奮を増悪させたと考えられる。その後も精神状態が不安定だったことから，比較的短期間で perospirone への変更・増量，さらに propericyazine の併用，頻回の抗精神病薬・抗コリン薬の筋注が行われた。しかし，精神症状・錐体外路症状が改善せず，家族の治療者不信から転院することになった薬物療法失敗例である。

症例2は，低用量（1 mg）の risperidone を 0.5 mg ずつの分2で用い，lorazepam を併用，risperidone を1～2週間で 0.5 mg ずつゆっくり増量したところ，錐体外路症状が出現せず，精神症状も比較的短期間で改善し，比較的スムーズに外来通院に移行することができた。

症例1，症例2はそれぞれ，性別・生育歴などの患者背景や病状が異なり，診断についてはもう少し経過をみて検討する余地がある。そのため両

症例を単純に比較するわけにはいかないが，両症例についての検討から，初回エピソードでrisperidoneやperospironeなどのSDA系抗精神病薬（SDA系）を用いる際の注意点[4]として，副作用防止，混乱・興奮を回避するため，初回投与量は通常より低用量にすること，睡眠薬やlorazepamなどのBZ誘導体と併用し，増量はゆっくり，たとえばrisperidoneであれば1〜2週間で0.5 mgずつ行うこと，などが挙げられる。さらに付け加えると，薬物使用に際しては患者本人・家族の不安・混乱をできるだけ軽減するように，疾患，薬の効果・副作用，将来の見通しをできるだけ詳しく説明する必要がある。また，若年者の入院治療の場合はときに精神症状，副作用，環境の変化などから，患者・家族・治療者が著しい混乱に陥る場合（症例1）がある。こうした場合は特に経過観察に時間をかけて，薬物のみで精神症状を早急にコントロールしようとする考えは捨てるべきである[4]。

2）再発症例

ノンコンプライアンスによる再発症例では前述の初回エピソード治療に準じる。ただし，SDA系の初期用量は，初回エピソードより比較的多く使用できるし，増量のペースも速く行うことができる。また，olanzapineやquetiapineなどのMARTA系抗精神病薬（MARTA系）では最初から高用量を使用しても錐体外路症状などの副作用は生じにくいようだ。コンプライアンスが良好でも再燃・再発した症例については，後述する慢性期・維持療法期のスイッチングに準じる。

統合失調症急性期の薬物療法では，患者本人や家族の心理的・社会的苦痛を軽減するために，できるだけ早期のうちに確実に精神病症状を改善することが求められる。SDA系は，鎮静作用がほとんどないため，精神運動興奮に対しては，他の向精神薬（BZ誘導体や気分安定薬）を併用するなどの工夫が必要になる場合がある。また，抗コリン作用がないため，MARTA系に比べると，錐体外路症状が出現する可能性は高いが，使用方法を工夫することによって，それをかなり低減することができる。投与経

路については，注射・デポ剤はないが，risperidoneに関しては最近，液剤という選択肢が加わり，緊急時にも予想以上に有効であることがわかってきた。MARTA系は，SDA系に比較すると，鎮静作用が強く，錐体外路症状や性機能障害が少ない。そのため，精神運動興奮を伴う症例については，最初から比較的高用量を用いることによって，BZ誘導体や気分安定薬を併用せずに鎮静効果が得られる可能性がある。ただし，投与経路については，SDA系と同様，注射・デポ剤はなく，液剤もない。また，olanzapine, quetiapineは糖尿病には使用禁忌であるため，病歴が明らかでない患者では事前の血糖値測定などの検査が必要になる。

以上，急性期治療についてまとめる[3]と，以下の注意点を挙げることができる。

①新規薬を順次，単剤で適量（非定型性・治療窓を活かす）を用いる。初回エピソードでは，副作用防止，混乱・興奮を回避するため，初回投与量を低用量（risperidoneなら1 mg以下から）で用い，ゆっくり漸増する。ただし，再発急性期例に関しては，SDA系でも初回投与量を比較的高用量にすることができる。また，MARTA系では初回投与量を高用量にしても錐体外路症状は生じにくく，BZ誘導体などを併用しなくても鎮静効果が得られる可能性がある。

②興奮に対しては，BZ誘導体や気分安定薬を併用し，フェノチアジン誘導体などの従来薬や複数の新規薬の併用はなるべく行わない。従来薬，新規薬を問わず，抗精神病薬の併用は新規薬の効果減弱，副作用増強，多剤併用につながるからである。

③心理的・身体的侵襲の大きい注射はなるべく使用しない。Risperidone内用液は，単剤もしくはBZ誘導体との併用で非常に有用である。筆者はこれまで，急性期・緊急時の強い興奮に対して，haloperidolの筋注を行うことが多かったが，そうした場合の8割以上にrisperidone内用液が代用可能であるという感触をつかんでいる。

④錐体外路症状に対して，できるだけ抗コリン薬を併用しない。抗コリ

ン薬を併用することによって，新規薬の効果減弱，抗コリン薬自体の副作用（認知機能の増悪，口渇，排尿困難，消化管運動抑制など）や依存，中止の際の離脱症状を招く可能性があるからである。

⑤急性期におけるSDA系の最大投与量は，治療窓を活かすためrisperidoneで4〜5mg程度にとどめたい。

2．慢性期・維持療法期
1）多剤・大量療法症例

慢性期・維持療法期においても抗精神病薬や抗コリン薬の多剤・大量療法が継続されている症例がある。こうした，多剤・大量療法症例の外来における切り替えについて述べる。

［症例3］

49歳　女性　清掃業

A県出身。X-33年，17歳時まで夜尿があり，他人から「くさい」と言われるのを気にするようになった。X-23年頃，B県に転居し清掃作業員として働くようになったが，自分から発する「便所くさい」臭いを気にして，B県のC病院を受診し，通院するようになった。X-22年，B県D病院に転院。X-21年，他人が自分の臭いに関する噂をするという幻聴が増悪し，D病院に約3ヵ月間入院した。その後も自己臭妄想，幻聴は続いていたが，清掃作業員をしながらE病院に通院していた。X-6年，父親の介護をするため郷里のA県に戻り，F病院に通院していた。X-4年，父親の死去に伴い，再びB県に転居，清掃作業員をしながら，Gクリニックに通院していた。X年9月，母親が年老いて働けなくなったということで，再びA県に戻ってきた。Gクリニックより当院に紹介され，外来通院となった。紹介状によると，「自己臭妄想とそれに関連した被害的内容の幻聴があり，それらが強く感じられると転職・転居・転院するが，通院は規則的で転職しながらも仕事も継続している」ということだった。ま

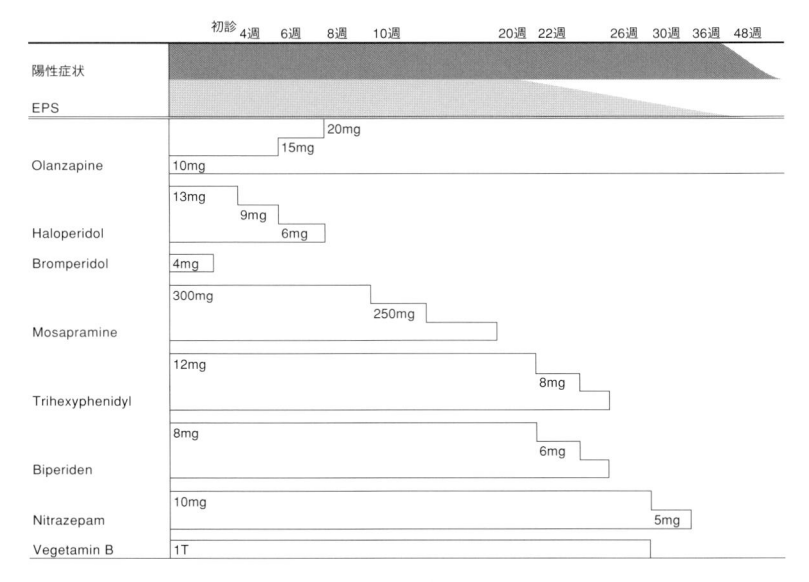

第7章　統合失調症に対する薬物療法の現状―総合病院での経験から―　191

図3　症例3

た，紹介時点の処方内容は，haloperidol 13 mg, bromperidol 4 mg, mosapramine 300 mg, olanzapine 10 mg, trihexyphenidyl 12 mg, biperiden 8 mg, nitrazepam 10 mg, Vegetamin B 1 T であった。全体的に表情は硬く乏しく，全身に小刻みな振戦が認められたが，処方の変更・減量には消極的だった。外来通院第2週に処方の変更を提案したところ，本人の了解が得られた。図3に示すように，bromperidolをすぐに中止した。第4週にはhaloperidolを9 mgに減量した。第6週にはhaloperidolを6 mgに減量し，olanzapineを15 mgに増量。さらに第8週にはhaloperidolを中止し，olanzapineを20 mgに増量。第10週にはmosapramineを250 mgに減量し，第20週にはmosapramineを中止した。第22週には，抗コリン薬をtrihexyphenidyl 8 mg, biperiden 6 mgに減量。第26週には，抗コリン薬を全て中止することができた。さらに第30週にはVegetamin Bを中止，nitrazepamを5 mgに減量。第36週には，olanzapine 20 mgの就寝前1回投与とすることができた。その間，自己臭妄想は一貫して続いていたが，全

・従来薬を続けながら、新規薬を徐々に増量する。
・従来薬（高力価薬）を漸減し中止する。
・従来薬（低力価薬）を漸減し中止する。
・従来薬を中止した後、副作用のための薬を漸減・中止する。

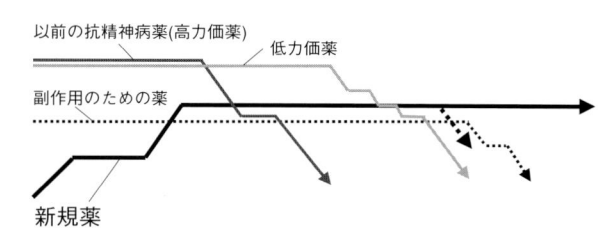

図4　切り替えの実際（「新薬で変わる分裂病治療」[12]を改変）

身の振戦は次第に改善し，表情の硬さもとれ，初診時よりはかなり自然な表情を示すようになった。第48週には，「体の臭いは気にしないようにします」と言うようになり，飲食店の下働きの仕事をするようになった（図3）。

症例3は長い病歴を有するが陽性症状（自己臭妄想）が一貫して続いており，そのため転居・転職を重ね，さらに多剤・大量の抗精神病薬（CP換算；2171.6 mg）を投与されていた。外来でゆっくり時間をかけて新規薬単剤への切り替え・単剤化を行ったところ，副作用が軽減し，QOLが大きく向上した。

多剤・大量療法症例の切り替え[6,7,8,9]についてまとめる（図4）。

①重篤な副作用が認められない多剤・大量療法中の外来における切り替えは，上乗せ・漸減法[9]が安全である。

②抗精神病薬が3剤以上処方されている場合は，投与量の少ないものから減量し，2剤に整理する。

③抗精神病薬が2剤になったら，少量の新規薬を上乗せ投与し，2剤のうち1剤（抗コリン作用の少ないもの）をさらに減量していく。

④抗精神病薬が1剤になったら，それをさらに減量し，新規薬との完全置換をめざす。

⑤以上の置換をできるだけゆっくり行っていく。症例によっては年余の

期間を要する場合もある。置換中の急性増悪には，一時的に BZ 誘導体，気分安定薬，抗コリン薬，フェノチアジン系抗精神病薬（抗コリン性離脱症状を防止軽減するため）で対処する。

⑥新規薬単剤化が成功したら，抗コリン薬をゆっくり減量・中止する。

⑦抗コリン薬減量前・中に，可能であれば新規薬の減量・適量化を試みる。

⑧抗コリン薬を中止できたら，他の併用薬（下剤・胃腸薬など）を整理する。

⑨不眠や離脱性・反跳性錐体外路症状を予防するため，睡眠薬は最後まで残す。

3．身体合併症

次に，身体合併症により大量の経口薬を急激に中断する場合の対処について述べたい。

[症例 4]
<u>61歳　女性　無職</u>
14歳頃よりけいれん発作があり，しばらく続いていたという。高校を卒業する頃より興奮しやすくなり，意味不明の言動も増えていった。就職することもなく家にいて親や兄弟のやっかいになっていたが，X-18年，42歳時に独語，徘徊がみられるようになり A 精神病院に入院。精神症状は不安定であり，常に誰かと会話をしているような独語が認められていた。家族も次第に代替わりしていき，面会や外泊もほとんどないまま，入院生活を送っていた。最近は拒食・拒薬があり，向精神薬の処方量が増量されていったという。X 年 1 月麻痺性イレウスを併発し，身体治療目的で当院精神科に紹介入院となった。紹介時点の処方内容は，bromperidol 36 mg, haloperidol 15 mg, sulpiride 1200 mg, risperidone 12 mg, levomepromazine 50 mg, biperiden 6 mg, trihexyphenidyl 12 mg, promethazine

精神運動興奮					
イレウス・全身状態					
Haloperidol	15mg				
	36mg				
Bromperidol					
	12mg				
Risperidone				1mg	2mg
	1200mg				
Sulpiride					
Levomepromazine	50mg				
	12mg				
Trihexyphenidyl					
	6mg				
Biperiden					
Promethazine	50mg				
Fludiazepam	0.75mg				
	10mg				
Nitrazepam				5mg	
Pantethine	300mg				
Biperiden 5mg HP-D 50mg		↑↑↑↑ ↑	↑		
		転院	1週 8週		12週 退院

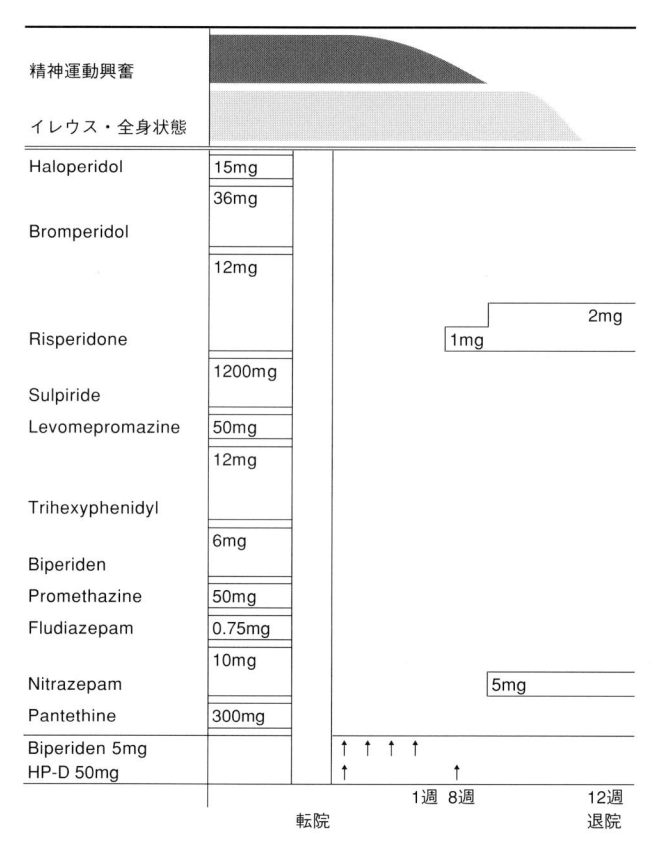

図5 症例4
HP-D : haloperidol decanoate

50 mg, fludiazepam 0.75 mg, nitrazepam 10 mg, pantethine 300 mg で あった。入院直後，内科から絶飲食の指示が出され，麻痺性イレウスの治療が開始されたため，薬の内服が不可能になった。環境が急変したせいもあり，興奮して叫び声をあげ，体動も激しく，身体治療にも強い拒否を示したため，haloperidol decanoate 50 mg を筋注し，悪性症候群の併発を防ぐ目的で biperiden 5 mg の筋注を4日間行った。その後，精神状態は比較的落ち着いたが，臀部の褥瘡や MRSA 腸炎などを併発し，全身状態が改善

するまで約3ヵ月間を要した。入院2ヵ月から水分摂取可能となったため，haloperidol decanoate を中止し，risperidone 液1 mg/日から経口薬を開始し，4ヵ月の退院時処方は，risperidone 2 mg（錠剤），nitrazepam 5 mg の就寝前1回投与である（図5）。

　症例4は，日本の精神医療に特有の多剤併用・抗コリン薬の慢性長期投与によって麻痺性イレウスが起こり，大量の向精神薬（CP換算；5550 mg）の急激な中断を余儀なくされた。このような症例で最も懸念されるのは，悪性症候群の併発である。こうした場合筆者は，全身状態がよほど悪くない限り，精神症状の悪化を防ぐ目的で，haloperidol のデポ剤を使用することが多い。また，悪性症候群を予防する目的で，向精神薬中断後3～5日間，biperiden 5 mg/日の筋注を行う。筆者は総合病院の精神科に勤務しているため，症例4以外にも他病院から紹介された，多剤併用・抗コリン薬の慢性投与による麻痺性イレウスの症例を数多く経験している。症例4は幸いなことにイレウスは改善して，無事紹介元の病院に戻ることができたが，中にはイレウス管の挿入や dinoprost（PGF 2α）の点滴といった内科治療に反応せず，最悪の場合は死に至る場合もある。こうした悲劇的な症例を増やさないためにも，総合病院精神科や精神科クリニックに限らず，日本の精神医療全体で，新規薬による単剤・適量治療を推進する必要がある。

III. 盛岡市立病院精神科外来における統合失調症薬物療法に関する調査

　筆者は2001年10月9日～11月8日に，当院における統合失調症の薬物療法に関する調査を行い，その一部を報告した[10]が，その後の当院における薬物療法の推移を検証する目的で，2003年，再度当院外来における統合失調症薬物療法に関する調査を行った。以下に2001年の調査と2003年調査とを比較，検討した結果を述べる。

表1　抗精神病薬の使用率

	2001年	2003年
新規薬群	31例（41.9％）	76例（68.0％）
従来薬群	30例（40.5％）	18例（16.0％）
新規薬＋従来薬群	13例（17.6％）	18例（16.0％）

新規薬群：新規薬のみ使用
従来薬群：従来薬のみ使用
新規薬＋従来薬群：新規薬と従来薬の混合使用

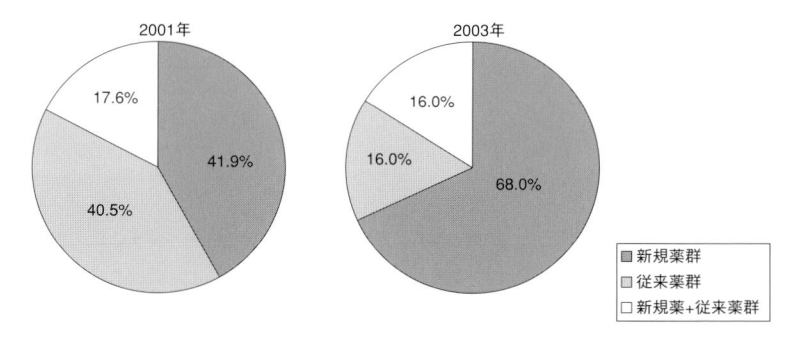

図6　抗精神病薬の使用率

1．対　象

対象は2003年8月18日〜9月17日，1ヵ月間に盛岡市立病院精神科外来を1回でも受診したことがあり，筆者が主治医である統合失調症患者（再来）112例である。性差は男：女＝28：84，平均年齢は45.05±14.98歳である。2001年調査では，74例，性差は男：女＝20：54，平均年齢は47.46±12.24歳であった。

2．方　法

前記112例に関して次の項目について調査し，2001年の対象群（74例）と比較検討を行った。
1）新規薬，従来薬の使用率
2）抗精神病薬の投与剤数

第 7 章　統合失調症に対する薬物療法の現状—総合病院での経験から—　197

表 2-1　抗精神病薬の平均投与剤数

	2001年	2003年
全体群	1.50±0.71	1.32±0.59
新規薬群	1	1.08±0.27
従来薬群	1.73±0.83	1.72±0.83
新規薬+従来薬群	2.15±0.38	2.11±0.47

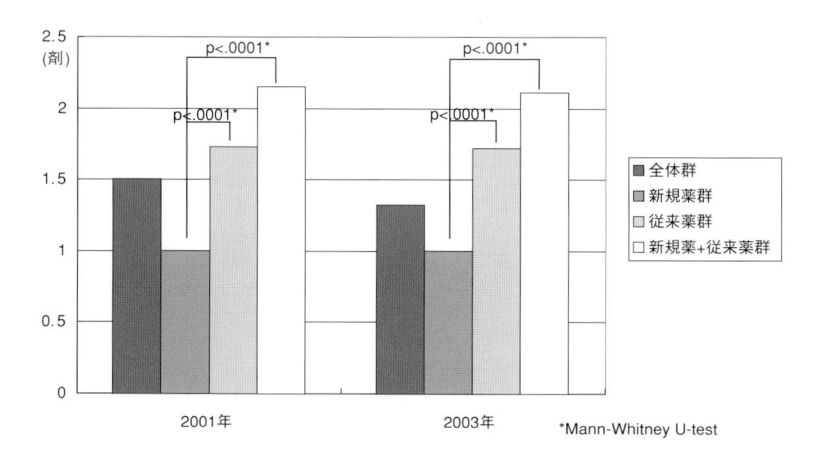

図 7　抗精神病薬の平均投与剤数

表 2-2　抗精神病薬の投与剤数割合

2001年	1剤	2剤	3剤以上
全体群	60.8	29.7	9.5
新規薬群	100	0	0

2003年	1剤	2剤	3剤以上
全体群	72.3	25.0	2.7
新規薬群	92.1	7.9	0

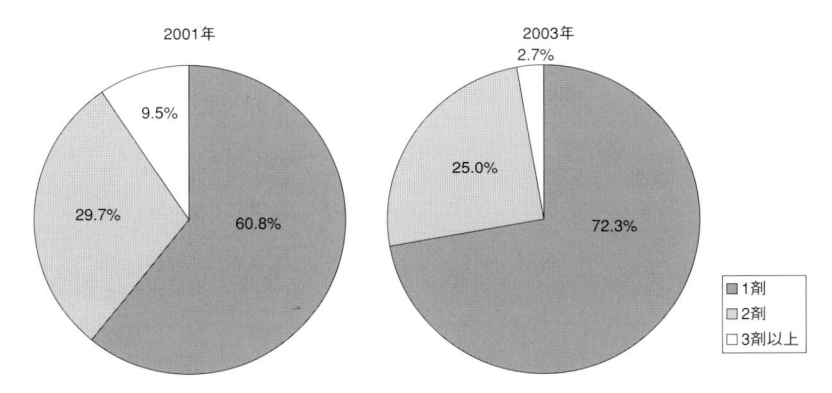

図8 抗精神病薬の投与剤数割合

表3 抗コリン薬の併用率

	2001年	2003年
全体群	41例（55.4%）	44例（39.3%）
新規薬群	7例（22.6%）	20例（26.3%）
従来薬群	24例（80.0%）	13例（72.2%）
新規薬＋従来薬群	10例（76.9%）	11例（64.7%）

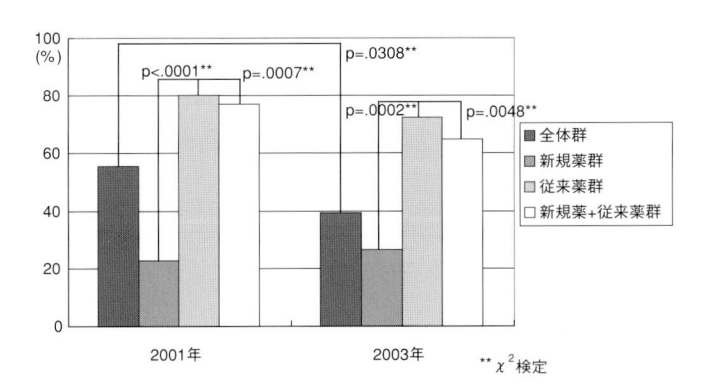

図9 抗コリン薬の併用率

第7章 統合失調症に対する薬物療法の現状―総合病院での経験から― 199

表4 抗不安薬の併用率

	2001年	2003年
全体群	14例 (18.9%)	27例 (24.1%)
新規薬群	8例 (25.8%)	21例 (27.6%)
従来薬群	3例 (10.0%)	1例 (5.6%)
新規薬+従来薬群	2例 (15.4%)	5例 (29.4%)

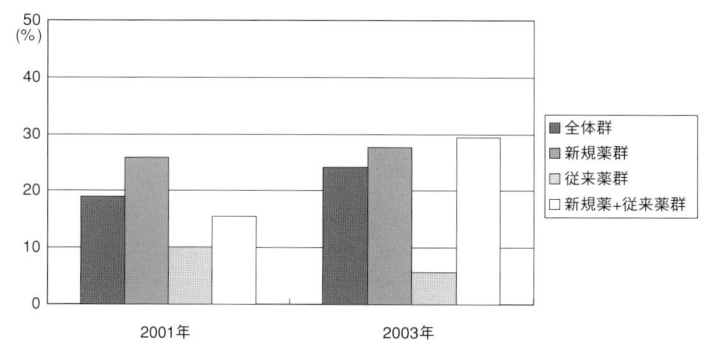

図10 抗不安薬の併用率

3）抗コリン薬の併用率
4）抗不安薬の併用率

3．結 果

1）新規薬，従来薬の使用率（表1，図6）

新規薬群が大幅に増加し，従来薬群が減少した。しかし，新規薬＋従来薬群（この群はほとんどスイッチング途中症例である）は，ほぼ横ばい状態である（図6）。

2）抗精神病薬の投与剤数

①平均投与剤数（表2，図7）

抗精神病薬の平均投与剤数は全体群で約1.3剤で，2001年と2003年では有意の差は認められなかった。しかし，新規薬群対従来薬群，新規薬群対

新規薬＋従来薬群では，2001年と2003年の両方で新規薬群の投与剤数は，従来薬群，新規薬＋従来薬群に比較して有意に少なかった（図7）。

②投与剤数割合（図8）

投与剤数の割合は，2003年（全体群）で1剤が最多（72.3％）で，2剤（25.0％），3剤以上（2.7％）であった。2003年は2001年に比べ1剤投与がさらに増加した（図8）。

3）抗コリン薬の併用率（表3，図9）

抗コリン薬の併用率は，全体群で2001年よりも2003年で有意に減少した。また，新規薬群対従来薬群，新規薬群対新規薬＋従来薬群では，2001年と2003年の両方で新規薬群の抗コリン薬の併用率は，従来薬群，新規薬＋従来薬群に比較して有意に少なかった（図9）。

4）抗不安薬の併用率（表4，図10）

抗不安薬の併用率は，全体群で2001年と2003年では有意の差は認められなかった。しかし，2003年における抗不安薬の併用率は従来薬群で有意に減少していた（図10）。

4．調査結果の要約

以上の調査結果から，当院外来における統合失調症に対する薬物療法では，①新規薬単剤投与が約70％を占め，2001年よりも増加していたこと，②抗精神病薬の平均投与剤数は約1.3剤で，1剤投与が70％を超えていたこと，③新規薬群では，2001年，2003年において，他群よりも投与剤数が有意に少なかったこと，④抗コリン薬の併用率は，全体群で2001年に比較して2003年で有意に減少していたこと，⑤新規薬群の抗コリン薬の併用率は，2001年と2003年の両方において，他群よりも有意に少なかったこと，⑥抗不安薬の併用率は，全体群で2001年に比較して2003年でやや増加していたが，有意の差は認められなかったこと，などがわかった。当院外来における統合失調症に対する薬物療法は，この2年間でさらに新規薬の使用率の増加，単剤化と抗コリン薬併用率の減少が進んだといえる。

Ⅳ. 統合失調症に対する薬物療法の現状─要約

　当院における統合失調症に対する薬物療法について，①急性期，②慢性期・維持療法期，③身体合併症について，具体的に症例を提示して，それぞれの場合における，新規薬による単剤・適量治療を行う際の対策と留意点について述べた．また，当院外来における統合失調症薬物療法に関する調査を行い，当院外来における統合失調症に対する薬物療法は，この2年間でさらに新規薬の使用率の増加，単剤化と抗コリン薬併用率の減少が進んだという調査結果を得た．結論として，統合失調症に対する薬物療法は，急性期・慢性期を問わず新規薬による単剤・適量治療を推進していく必要があることを再確認した．

文　献

1) 稲垣　中，冨田真幸：日本における新規抗精神病薬と多剤大量処方．臨床精神薬理，6：391-401, 2002.
2) 藤井千太，前田　潔，新福尚隆：抗精神病薬の処方についての国際比較研究─東アジアにおける向精神薬の国際協同処方調査(REAP：Rsearch on East Asia Psychiatric Prescription Pattern)の結果から─．臨床精神医学，32：629-646, 2003.
3) 上田　均，及川　暁，酒井明夫：急性期における使い分け．臨床精神薬理，5：1027-1035, 2002.
4) 上田　均：リスペリドン 初回エピソード．新規抗精神病薬を用いた臨床例．新規抗精神病薬のすべて(加藤進昌, 上島国利, 小山司編), (印刷中), 先端医学社, 東京, 2004.
5) 上田　均：Risperidoneへの切り替えによって何がもたらされるか．臨床精神薬理，5：773-779, 2002.
6) 上田　均, 酒井明夫：Risperidoneを使いこなす：従来型抗精神病薬からrisperidoneへの切り換え：その1．臨床精神薬理, 4：1351-1358, 2001.
7) 上田　均, 酒井明夫：Risperidoneを使いこなす：従来型抗精神病薬からrisperidoneへの切り換え：その2．臨床精神薬理, 4：1463-1471, 2001.
8) 上田　均, 酒井明夫：Risperidoneを使いこなす：従来型抗精神病薬からrisperidone

への切り換え：その3. 臨床精神薬理, 4：1575-1587, 2001.
9) 上田　均, 酒井明夫：Risperidone を使いこなす：従来型抗精神病薬から risperidone への切り換え：その4. 臨床精神薬理, 4：1709-1721, 2001.
10) 上田　均, 酒井明夫：スイッチングとコンプライアンスの向上．臨床精神薬理, 5：371-379, 2002.
11) 上田　均：統合失調症の新しい薬物療法―医療現場での実践から　患者・家族・医師・医療スタッフへのメッセージ―．統合失調症の長期予後改善に向けて（セミナー講演要旨）．日経メディカル, 430：179-182, 2003.
12) Weiden, P. J., Scheifler, P. L., Diamond, R. J. et al.：抗精神病薬．新薬で変わる分裂病治療(藤井康男, 大野　裕訳), pp. 99-111, ライフ・サイエンス, 東京, 2001.

おわりに

　これまで長々と risperidone の使用法について書いてきたが，結論として「Risperidone を使いこなす」のはそう難しいことではない。一言でいうと，「単剤で適量，用いること」である。われわれは，risperidone を使い込んでいくうちにこの単純なセオリーにようやく気づいた。気づくのが遅れた理由は，これまで長年慣れ親しんできた多剤併用・高用量投与の処方習慣からなかなか脱却できなかったことが第一に挙げられる。Risperidone をいくら多くの症例に用いたとしても，これまでの処方習慣どおりの使い方では，その利点を活かすことができないのは本文中でも幾度となく述べたとおりである。「単剤・適量使用」という単純なセオリーは risperidone 以外の他の新規薬や，もしかすると従来薬にも当てはまることなのかもしれない。

　いくつかの調査研究であきらかになっているとおり，日本の統合失調症薬物療法は多剤併用・高用量投与の処方習慣が根強く残っている。こうした現状では，今後いくら有効な抗精神病薬が開発・発売されても，その効果は，実際にこの病に苦しむ患者に還元されない。統合失調症の治療ゴールは，精神症状の緩和から社会復帰へシフトしている。新しい治療ゴールを達成するには，日本において「新規薬の単剤・適量使用」を強力に推進していく必要があるのではないだろうか。

索引

欧語

α₁　iv
α₁アドレナリン遮断作用　141
α₂遮断作用　76, 89
ADHD　152
amoxapine　151
Body Mass Index (BMI)　167
BPRS (Brief Psychiatric Rating Scale)　25, 92
bromocriptine　165, 166
BZ ⇒ ベンゾジアゼピン
chlorpromazine　32
clotiazepam　4
clozapine　24, 26, 67, 91, 95, 108, 120, 166
　――-like　1, 91
　――の復活　iii
CYP 2 D 6　151
D_2　17, 46, 67, 68
D_2/5-HT_2比　145
dantrolene Na　100
Drug Attitude Inventory (DAI)-10　125
fluphenazine　7, 24
fluvoxamine　4, 61, 136, 151
H_1　16, 34
haloperidol　17, 25
　改良型――　17
haloperidol decanoate　10, 74, 194 ⇒ デポ剤
5-HT_1　16
5-HT_2　68
5-HT_{2A}　iv, 14, 17, 25, 46, 59,
　――遮断作用　76, 89, 135
imipramine　165
levomepromazine　32
lorazepam　17, 32
MARTA (Multi-Acting Receptor Targeted Antipsychotic)　33, 188
mianserin　136
olanzapine　iii, vi, 23, 24, 25, 26, 80, 108, 120, 121, 165, 166, 175, 178
PANSS　25, 92
paroxetine　170
perospirone　vi, 23, 24, 25, 80, 119, 121
PTSD　152
QOL (Quality of Life)　iv
　――の向上　103, 145
quetiapine　iii, vi, 23, 24, 25, 80, 120, 165, 166, 170
risperidone　178
　――内用液　33, 37, 136, 189
　――の「特別な力」　179
　――の構造式　17
　――の最大使用量・退院時用量　28
　――の最大投与量　92
　――の初回投与量　15
　――の増量　15
　――の適応外処方　133
　――への切り替え　41, 90, 110
SDA (Serotonin-Dopamine Antagonist)　33, 188
sertindole　24
SSRI (Selective Serotonin Reuptake Inhibitor)　4, 63
SST (Social Skill Training)　56
sulpiride　160, 170
supersensitivity psychosis　93
tiapride　136
trazodone　136
treatable な慢性疾患　54
zotepine　8

日本語

アカシジア　14, 118, 168,
　遅発性――　43, 45, 46
アキネジア　58, 63
悪性症候群　195
アセチルコリン　145

新しい抗精神病薬　86
悪化の兆し　107
アルコール幻覚症　152
アルツハイマー病　153
　　──に伴う問題行動　137
維持効果　68
維持療法　19
イレウス　77
　　麻痺性──　76，120，195
陰性症状　1，17，55，59，74，
　　一次性──　58
　　二次性──　59
うつ病，妄想を伴う　149
運動療法　120
栄養・ダイエット指導　160
嚥下障害　134，135，137
横紋筋融解症　100，101

外来維持効果　19，87，89
覚醒剤精神病　152
過鎮静　33，119
仮面様顔貌　10
患者側の要因　122
漢方薬　165
気分安定薬　14，17，180，193
気分障害　146
急性期症例　1
急性期治療　13
急性期における適応・不適応　14
急性期入院治療　27
急性期の副作用　14
急速神経遮断法　15，33
強制的治療　84
強迫性障害　4，152
切り替え　70，91，130
　　上乗せ・漸減法　94，192
　　オーバーラップ期間　95
急速置換法　94
　　──失敗　93，96
　　──という共同作業　96
　　──途中　107
　　──の実際　192
　　──の問題点　90
　　──方法　66，94，95

従来薬から risperidone への──　41
　　漸減・漸増法　94
　　多剤・大量療法症例の──　192
起立性低血圧　141，153，171
薬に対する構えの調査票（Drug Attitude In-
　　ventory）　126
経済的困窮者　124
欠損症状　58　⇒　陰性症状
幻聴　101
口渇　119，120
高血圧　26
抗コリン作用　121，135，188，193
抗コリン性離脱症状　93，108，109，193
抗コリン薬　14，15，68
　　──併用率　70，200
行動障害　152
抗ドパミン作用　23
荒廃状態　75
広汎性発達障害　152
高プロラクチン血症　157
　　──への対策　165
興奮　17，189
高力価抗精神病薬　95
高齢統合失調症，若年発症の　142，145
高齢者に対する効果　134
高齢者の幻覚妄想状態　141
黒質線条体ドパミン経路　25
コンプライアンス　27，33，52，68，81，
　　117，118
　　──に関する調査　125
　　──の判定　126
　　──不良　129
　　ノン──　52，68，83
　　ノン──の要因　118

再燃防止　52
再発症例　7，188
再発予防　87
作業療法　56
作用機序　23
自己臭症　152
自己臭妄想　192
自殺例　108
自傷他害　99

――行為　83
市場シェア　iii
ジストニア　118
　　急性――　14
　　遅発性――　45
至適用量　67，172，179
自閉性障害　152
社会復帰　iv
射精遅延　89
射精不能　120
従来型薬物療法　183
従来薬と新規薬の比較　23
受容体占拠率　16
症状再燃時　99
症状精神病　140
情動安定効果　86，89
情動障害　17
衝動性の亢進　108
徐波睡眠増加作用　17
初回エピソード　2，7，14，175，185，189
　　――の特徴　171
女性化乳房　120
処方の単純化　90
新規薬間における使い分け　33
新規薬の第1選択　37
身体合併症　193
錐体外路症状　iv，14，17，24，71，118，168
　　――出現率　89
　　離脱性――　93
睡眠　153
　　――障害　13
生活習慣病　168
性機能障害　25，120
整形外科的障害　119
精神運動興奮が強い症例　16
精神病後抑うつ　61，62
セロトニン　141　⇒　5-HT
せん妄　134，145，153
　　――の薬物療法　136
　　夜間――　134
全家連（全国精神障害者家族会連合会）
　　119，167

躁状態　107，146
躁病性興奮　149，153
増強療法　67
体重増加　26，119，157，166
大量投与療法　67
　　――・多剤併用　33
多剤併用　121
単剤・適量治療　183
知的障害者　100
遅発性ジスキネジア　25，42，45，119
痴呆　136，145
注射製剤　32
治療アルゴリズム　27
治療者側の要因　123
治療窓　90，190
鎮静　31
　　――効果　24
　　――効果，副作用による　179
ディスフォリア　25，36，63，121
低力価抗精神病薬　8，9，95
敵意　11，13，17，34，153
デポ剤　5，11，32，33，83，95，102，195
電気けいれん療法　65，151
トゥレット障害　152
統合失調症急性期　1
糖尿病　26，119，167，168
糖尿病性ケトアシドーシス　120
投与回数　70
ドパミン　141
　　――仮説　179
　　――遮断作用　135
　　――遮断薬　171
　　――セロトニン最適化セオリー　179
難治症例　67
乳癌　26
乳汁分泌　120，157
尿意喪失　48
尿失禁　48
認知機能　153
　　――の改善　89
認知機能障害　iv，15，19，25，59，74，

121, 122,
　　──の改善　55
　　二次性の──　59
眠気　119
のみやすさ　183

パーキンソニズム　14, 45, 119
パーキンソン病　152
ハンチントン舞踏病　152
比較　178
膝関節症　26
非定型性　36
肥満　119, 167
　　──症　167
病識　83, 123
病的多飲水　91, 100　⇒　水中毒
病名告知　53, 54, 68, 83
頻脈　171
副作用への対処　157
服薬観　125
服用回数　122
服用剤数　122
不眠　107
プロラクチン　120
米国精神医学会治療ガイドライン　15,
　145, 146
ベンゾジアゼピン（BZ）　14, 17, 36,
　37, 95, 112, 180, 188, 193
便秘　120
　　頑固な──　48
補助治療薬　14, 17, 180
暴力行為　100
勃起不全　120

見かけ上の難治　68
水中毒　101　⇒　病的多飲水
無月経　25, 120, 157, 160
めざめ現象（awakenings）　5, 93, 108
問題行動　99
豊かな自閉　58
陽性症状　1
抑うつ　25, 60, 63, 74
　　──症状　iv
流涎　79, 138

力価　3
レビー小体病　152
漏斗下垂体系ドパミン経路　25
老年期パラフレニー　138, 142, 145

著者略歴

上田　均（うえだ　ひとし）
1955年8月29日　北海道生まれ
1984年3月　岩手医科大学医学部卒業
1984年4月　岩手医科大学大学院医学研究科入学
1984年6月　岩手医科大学医学部神経精神科学教室入局
1988年3月　岩手医大大学院卒業　医学博士
1988年4月　国立療養所南花巻病院勤務
1992年1月　岩手医科大学神経精神科学講座助手
1993年10月　岩手医科大学神経精神科学講座講師
1998年4月　盛岡市立病院精神科（精神科第1医長）勤務
　　　　　　岩手医科大学神経精神科学講座非常勤講師
1999年7月：盛岡市立病院精神科科長

主な関心領域：臨床精神薬理学，総合病院精神医学

共著・共訳：
『総合病院精神医学マニュアル』（共著：医学書院，1999）
『MGH総合病院精神医学マニュアル』（共訳：メディカル・サイエンス・インターナショナル，1999）
『高齢者のための新しい向精神薬療法』（監訳：星和書店，2003）
『Switching to Risperdal（日本語版）』（共著：ヤンセンファーマ，2003）
『新規抗精神病薬のすべて』（共著：先端医学社，2004）

酒井明夫（さかい　あきお）
1950年8月16日　福島県生まれ
1976年3月　岩手医科大学医学部卒業
1976年4月　岩手医科大学大学院医学研究科入学
1976年6月　岩手医科大学医学部神経精神科学教室入局
1980年3月　岩手医大大学院卒業　医学博士
1980年4月　国立療養所南花巻病院勤務
1982年1月　岩手医科大学神経精神科学講座講師
1990年11月　岩手医科大学神経精神科学講座助教授
1996年12月　岩手医科大学神経精神科学講座内教授
2001年2月：岩手医科大学神経精神科学講座教授

主な関心領域：精神医学史，文化精神医学，医学哲学，総合病院精神医学

共著・共訳：
『総合病院精神医学マニュアル』（共著：医学書院，1999）
『MGH総合病院精神医学マニュアル』（共訳：メディカル・サイエンス・インターナショナル，1999）
『精神医療の歴史』（共著：中山書店，1999）
『NEW精神医学』（共著：南江堂，2001）
『標準精神医学』（共著：医学書院，2001）
『文化精神医学序説：病い・物語・民族誌』，（共編・著：金剛出版，2001）
『生命倫理事典』（共著：太陽出版2002）
『こころの科学の誕生』（編・共著：日本評論社，2003）

リスペリドンを使いこなす

2004年4月21日　初版1刷発行

著　者　　上田　均　酒井　明夫
発行者　　石　澤　雄　司
発行所　　㈱星和書店
　　　　　東京都杉並区上高井戸1-2-5　〒168-0074
　　　　　電　話　03（3329）0031（営業）／03（3329）0033（編集）
　　　　　FAX　03（5374）7186

ⓒ2004　星和書店　　　　　Printed in Japan　　　　　ISBN4-7911-0536-2

現代精神薬理学の軌跡
新しい精神科薬物治療をめざして

村崎光邦 著

B5判
函入
636p
14,000円

[改訂新版 2001]
精神治療薬大系
上巻・中巻・下巻

三浦貞則 監修
上島国利、村崎光邦、
八木剛平 編集

A5判
上6,800円
中6,800円
下4,400円

こころの治療薬ハンドブック
2003年
向精神薬の錠剤のカラー写真が満載

青葉安里、
諸川由実代 編

四六判
上製
248p
2,600円

精神科治療薬の処方ガイドライン
[モーズレイ2001年版]
SDA,SSRI,SNRI等の
使用方法も詳細に解説

ティラー 他編著
鈴木映二、八木剛平
監訳

B5変形
(縦22cm×
横16cm)
248p
2,800円

セロトニンと
神経細胞・脳・薬物
セロトニンを理解し、新薬の可能性を探る

鈴木映二 著

A5判
264p
2,200円

発行：星和書店

価格は本体（税別）です